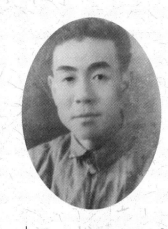

◎ 曾绍裘 著

曾景奇 曾松吟 整理

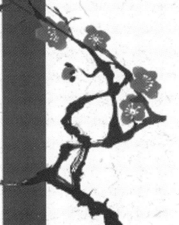

剑胆琴心录

——全国名老中医曾绍裘六十年临床医案精华

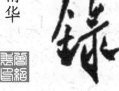

湖南科学技术出版社

序一

　　1984 年，我大学毕业时有幸分配到湖南中医学院第二附属医院工作，当时的中医附二院大师云集、名医辈出，堪称湖湘名中医的摇篮！内科有王足明、金耀堂、曾绍裘，外科有肖梓荣、欧阳恒，妇科有谢剑南，肛肠科有黄政闾、贺执茂，骨伤科有张禄初、张茂珍、孙达武，眼科有肖国士、李传课，耳鼻喉科有谭敬书，针灸科有肖木生，等等，他们都是中医界响当当的人物。曾绍裘先生是我非常敬重的名老中医之一，记忆中曾老学识渊博、温文尔雅，临证时聚精会神、耐心细致，讲课时思维严谨、条分缕析，颇具学者风范，令人印象十分深刻！

　　曾老先生家学渊厚，他的父亲云川先生是晚清时期邵阳名医罗芝圃的入室弟子，先生 15 岁即遵从父教，诵读医书，弱冠之年随父应诊。不久其父辞世，他又师从邵阳名医何舒，尽得真传，嗣后十多年一直在家乡行医，名噪一方。1955 年，当选为县人大代表，1958 年受命创办新邵县中医院并任院长，此间培养了不少中医人才。1979 年经全国名老中医选拔，以优异成绩调入湖南中医学院附二院从事医疗、教学、科研工作，为医院业务发展及人才培养作出了重要贡献。

　　几十年来，老先生有一个广受人们称颂的特点：白天看病，夜晚看书。对中医的四大典籍、历代名家医书及相关自然科学类书籍，他总是反复研读、谙熟于心。举凡《四书》《五经》，历代名家诗词，以及文史哲类书籍，无不涉猎，正是这种博览群书、博闻强识、博学厚积，夯筑了他坚实的专业基础。先生勤于思考，数十年临床实践，锤炼出独树一帜的诊疗绝技。先生在内科、妇科、儿科诸方面均有精深造诣，以良好的疗效，惠泽千千万万的患者。可以说先生是为数不多的既有扎实的理论功底、又有丰富临床经验，而且表达能力较强的老中医之一。

先生还有一个坚持了几十年的好习惯：每日临床，遇上特殊的验案，或思有所得，总是及时记录在卷，从不懈怠，这从他留下的大量读书笔记、医案记录中可资验证。20世纪80年代初，先生的传承人曾松吟副教授曾协助他将这方面的手稿整理成册，可惜在先生有生之年未及时付梓。

今年是先生百年诞辰，松吟同志告诉我，他已从先生旧稿中选录部分医案编辑成《剑胆琴心录》一书，并请我作序。我想此举是对先生的最好纪念，因此我欣然接受了这一任务，研读全书令我十分惊喜！该书收集了曾老226个临床案例，涉及内科160例、妇科36例、儿科13例、其他各科17例，不仅详细记录了患者病情、辨证治疗思路、处方用药情况、治疗结果，多数还写有按语，分析总结治疗心得与体会，让人茅塞顿开、深受教益！我相信先生这本医案的出版，对于挖掘整理老中医经验，推进中医临床学术发展具有重要的意义，对中医临床工作者也必将有很大的启发和指导作用。

是为序！

蔡铁辉

2021 年仲夏于岳麓山下

序二

20年前，吾侍诊于刘新祥教授，闻其师曾绍裘先生乃三湘名医，有《剑胆琴心录》手稿留存于世，乃曾老先生数十年临证手记，值得学习。余喜读书，凡闻可师可法之书，必寻觅阅览，然无缘得见，甚为遗憾！

今年8月，曾先生之子松吟教授，欲将其秘藏数年之《剑胆琴心录》手稿付梓，以广其父之学，施惠于众。持稿嘱余作序，始得览之。

余读此书，为曾老先生读书之博、学问之深、识证之精、施方之巧、用药之活而叹服。仲景治外感伤寒，丹溪烛阴虚痰浊，东垣扶护中气，河间推陈致新，又可泻下疗疫，薛雪湿温心法，兼及诸多杂家精粹，皆可于案中可寻。

医不贵于能愈，而贵于能愈难病。先生之书所辑之案，重症、难症、久治不愈之症，可信手拈来，脉案理法方药俱全，更附以个人临床心得，实为难得之诊籍。如治33岁金某，三焦寒证，心悸不适，摇摇如悬旌，食后脘腹痞满，呕逆频仍，腰腿拘急疼痛，屈伸不利，四肢逆冷，从《伤寒论》"太阴之为病，腹满而吐，食不下"入手，施以当归四逆汤，可谓深得六经辨证之真谛；治20岁张某，食瘟死牛肉，右手合谷穴处发生疔毒，右上肢红肿，全身出现散发性红色斑块，高热不退（脓毒血症），以清营汤加减转危为安，可见其运用温病方之妙。仅从其治肺系疾病中可见博闻强识之一斑，如治30岁孙男，久咳不愈，胁痛，易怒，清肝降火，方用费伯雄《医醇賸义》之丹青饮加味；治28岁孙男，咳嗽气逆不止，头晕，腰痛，补肾清肺，以陈士铎《辨证录》子母两富汤加减；治15岁王男，病哮喘数载，哮喘频作，喉中痰鸣，呷呀有声，吐痰清稀，呈泡沫状，选用杜文燮《药鉴》中治哮方以消息之；治何男，37岁，左侧胸腔积液，用费伯雄《医醇賸义》椒目瓜蒌汤。治何男，28岁，患虚劳多年，殄瘁床榻，瘦骨嶙峋，咳嗽咯血，血溅桃花，殷红满地，以张锡纯《医学衷中参西录》补营补络汤加味……书中所载百余案例，涉及内、外、妇、儿各科，选案之精，述理之明，辨证之准，选方之妙，非我辈敢望其项背也！清·赵濂说"医贵乎精，学贵乎博，识贵乎卓，心贵乎虚，业贵乎专，言贵乎显，法贵乎活，方贵乎纯，治贵乎巧，效贵乎捷，知乎此，则医之能事矣"。赵氏之言，《剑胆琴心录》无一不俱备！读是书，必对提高临床诊疗水平，大有裨益！

　　明代的孙一奎说："医案者何？该诊治有成效，剂有成法，固记之于册，俾人人可据而用之。"读案如跟师，为提高临证技艺不可缺失之途径。中医之古籍，汗牛充栋，医案之丰富，不可胜数。或重于舌脉而简于法，或重于理而约于症，理、法、方、药俱全者，更能施人以心悟者少矣！如先生之按语详细，能融会前人学术经验，阐述个人新的见解，每能启迪后人者不多。是书，乃医案中难得之佳作，实为吾辈不可不读之书。谨记数言余读该书之感悟以为序。

毛山林

2021 年 8 月于长沙

曾绍裘先生生平简介

曾绍裘，字传效，湖南新邵县人，1921年12月16日生于中医世家，卒于2002年12月20日。湖南中医药大学附二医院（湖南省中医院）主任医师、教授，全国名老中医，湖南中医药大学学术委员，湘雅医院客座教授，湖南省医药专家评审委员，湖南省第五届政协委员。曾任新邵县中医院首任院长，新邵县人大代表，新邵县科委委员。

先生出生时家境贫寒，兄弟姊妹多，15岁起即随父学医。边习医边靠借债读书，1941年7月高中毕业。随即在同村尚志小学及玺公小学任教师，教学之余仍随父习医，"鸡鸣而起，星高而息"，熟读《内经》《伤寒论》《金匮要略》《温病学》等各种医学典籍，熟谙《四书》《五经》，广涉自然科学兼及文、史、哲之类图书。

1944年1月至1944年8月随父应诊。1944年冬其父去世后，弃教行医。1947年4月至1949年10月师从邵阳名医何舒，深得何师器重，而尽得其传。

新中国成立后，1950年湖南卫生厅根据其考试成绩优异，颁发了《中医师开业执照》，1952年10月至1953年7月在邵阳专区中医进修研习班学习，成绩名列前茅。同年考取中央人民政府卫生部颁发的《中医师证书》，继续在家乡行医。

1953年8月至1955年4月受新邵县政府卫生科之命，组建花桥区联合诊所，任诊所主任、医师。同期免费收受培养学徒10人，后都成为各医院医疗骨干，1955年当选新邵县人大代表。

1955年5月至1957年7月，任花桥联合诊所主任兼医师的同时组建新邵县实验诊所兼主任及医师。1957年8月至1958年7月任新邵县卫生工作协会副主任。

1958 年受命创办新邵县中医院，任院长及门诊、病房医师，坚持临诊，授徒教学，夜夜看书学习，善于随时总结记录。随后 20 余年在县内免费举办中医、中药进修班，西学中班，带教省内外中医学院实习生、进修生、西学中进修生。1961 免费带教高中毕业学徒 2 人。1978 年当选新邵县科委委员，在国内外杂志书刊中不断发表论文及医案、医话。先生曾多次为娄、邵两地区中西医生进行大型学术讲座，赢得同道尊敬与好评。

1979 年 1 月经全国名老中医选拔，先生以省内内、妇、儿科唯一一名名老中医选调至省中医学院附二院，任内科医疗、教学、科研工作，先后任副主任医师、主任医师。其间，多次参加"陈修园学术研讨会"、"张仲景学术研讨会"等名医荟萃的高水平学术会议。1981 年为全国名老中医学术继承指导老师，带教学徒 2 人。1983 年先生曾与全国多所中医药大学进行学术交流，显示了我省中医院的较高学术水平。

先生曾受聘为湘雅医院中西结合科的医师讲授《医古文》及中医四大经典；受聘为湘雅附二院中西结合科医师晋升高级职称论文评审专家，先生的省科委课题"妇保乐"、省教委课题"眩晕病的发病机理及中医治疗"分获三等奖及优秀课题奖。此外，先生还兼任湖南中医学院学术委员，湘雅医院客座教授，省医药专家评审委员。1985 年当选为湖南省第五届政协委员，为培养中医后继人才，发展复兴中医药事业不断建言献策。

先生从事中医药事业 60 余载，呕心沥血，殚精竭虑，存世诊治医案、医话、心得日记、诗词约 200 万字。其代表作有《水肿证治十法》《论诸痛治肝》《桂枝茯苓丸祛瘀止血的机理及临床应用》《论儿科病多从太阳太阴论治》《六气大司天与祖国医学中著名医家学派的关系》等诸多见解独特的学术论文 56 篇，散见于国内外医学刊物。另著有《雁过留声医话》及《剑胆琴心录》，出版了《过雁一唳诗词选》，留下了一心一意救治病患宝贵的医学遗产及精神遗产，以启迪后学。其业绩已由国家人事部于 1996 年收载《中国高级专业技术人才辞典》《世界名医辞典》等典籍之中。

前　言

家父曾绍裘先生（1921—2002 年）幼承庭训（其外公罗芝圃、父亲曾云川均为邵阳当地名医），弱冠从医。其父逝世后，又师承邵阳名医何舒，深得器重。先生为人低调谦恭，行医 60 余载，医德高尚，凡患者求诊，地无分南北，位无分贵贱，家无分贫富，时无分昼夜，救死扶伤，有求必应，施法处方，均药斟量酌，一视同仁，赤子之心，一以贯之。先生治学严谨，学识渊博，临床、教学、科研经验俱丰，在内、妇、儿等科造诣精深，深得病人信任，求诊者络绎不绝，在国内外医学界享有盛誉。

先生少年时，便开始熟读中医四大经典等中医各科必读之书，熟谙历代名家医案、名医传记及自然科学类书刊。同时，广泛涉猎历代名家诗词、《四书》《五经》及各类文史哲书籍。广采博收，取宏用精，融汇贯通，形成了自己的医学整体观与辨证施治思路。先生善用阴阳五行学说、运气学说等诸辨证方法，因病人、病种、男妇长幼、四时季节变化、方土不同等而不拘一格，灵活运用。每有临诊，无不辨察秋毫、深思熟虑，以精湛的理法遣方用药，如入杏林采果，运用自如。

先生善用经典之方，名家之法，凡反复验之有效者，便及时记录在册，以贻后学。他常教导学生，要重视经典方和名家的经验方，要因证处方，灵活变通，化裁加减，要"师其大法，而不拘泥其方"，才能收获良效！

湖南中医学院附二医院于 1991~1995 年创建三甲医院期间，先生每周坚持两个上午查房，四个上午门诊。在会诊危重疑难病人时，为临床医师细心解释，引经据典，剖析病情，辨证施治，经他处方用药的病人，均能转重为轻，转危为安。先生曾在查房分析病案时，引用元朝名医朱丹溪的话"气血冲和，万病不生，一有拂郁，诸病生焉"，强调在治疗心脑血管疾病时，调理畅通气血的重要。心血管疾病如此，其他诸病莫不如此。

先生在内科的各种疑难杂病及危重病的治疗中，往往胸有成竹，得心应手。他强调任何病都应首辨阴阳，其次以五行、五运六气学说，八纲分类，脏腑为重中之重，分清六淫（风、寒、暑、湿、燥、火）之因，气血津液的盛衰，病位在三焦及卫气营血的哪个部位与层次等进行判别，牢记古训，探求经方，结合家学传承与自己数十年的临床经验，辨证准确，施法处方方才不误病情，收到满意疗效。针对妇科的经、带、胎、产后各种疾病，更是技法独特。先生晚年治疗不孕不育的患者，往往处以2-3个处方，便可使多年不孕的妇女生下健康的宝宝。在治疗儿科疾病方面，认清了不外乎太阳肺卫如发热、感冒、咳嗽、扁桃体炎等肺系疾患，多以疏散解表、宣肺止咳、清热解毒等为常用治法；太阴脾土以呕吐、胃痛、面黄肌瘦、毛发稀疏、泄泻等常见，治以健脾温胃止呕、厚肠止泻，升腾脾胃阳气之方药，往往使患儿尽早而安。

先生在带学徒，带实习生、进修生，给中西医师做学术讲座，参加全国性的学术交流等活动中，均能毫无保留传授临床经验及学术思想，引导青年的科研思路，强调中医必须在传承的基础上，借用西医长处为我所用，形成中医自身的发展优势。先生与名老中医彭泽南、李培荫都是1953年邵阳专区中医进修研习班的同学，学术交情甚好。先生与任应秋、邓铁涛、李聪甫、刘炳凡、言庚孚、夏度衡、张天庭、刘海松等名老中西医在学术上都有密切交流，共谋传承、复兴、发扬中医药事业。言庚孚老在病重期间，先生多次探视为他诊治。原湖南省政协主席程星龄，原湖南省参事室副主任文于一等很器重先生的医德与医技，聘他为保健医师多年。

先生所著《剑胆琴心录》由我协助整理，其内容均从他60余年数十本约200万字手书医案、医话、日记、诗词等稿件中遴选。本想正式出版，由于多种原因未能如愿，终成他生前的遗憾，也使我身为他的学术传承人羞愧难言。

六年前，我院内科主任毛以林教授对我说："曾老教授学识渊博、中医功底深厚，是否有书稿可以出版?"我当时在医院急诊科上班，加之俗务繁忙，只好延宕至今。

今年是先生100年诞辰，从他著有的书稿中，选辑内科案例160例，妇科案例36例，儿科案例13例，其他案例17例，共计226例，编成是书，以为纪念。

20 世纪 80 年代初是书整理过程中，程智慧，周毓海医师曾协助抄写。本书出版之际，研究生贺璇协助核对。湖南中医药大学党委书记秦裕辉教授、我院内科主任毛以林教授为之作序，在此一并表示衷心感谢！本人从事内科临床医疗、教学、科研工作近 50 年，事务较忙，水平有限，在协助整理先生的医案过程中，误谬之处在所难免，敬希同道指正。

曾松吟谨识

2021 年 7 月 6 日于湖南省中医院

湖南中医药大学第二附属医院

自　序

　　是集乃余历年临床实践之记录，成功者则总结经验，失败者则吸取教训，一一准绳于实事求是；非敢师心自用，独出己见，漫事夸张，文过饰非。旨在不识庐山面目，务存其真。

　　近贤章太炎氏曰："中医之成绩，医案最著。"秦伯未氏亦曰："合病理治疗于一，而融会贯通，卓然成一家言，为后世法者，厥惟医案。"足证医案必具理、法、方、药而楷模后世，所谓"文以载道"也。余何人斯，敢夜郎自大，妄自立言。顾以寝馈医林，四十余年，皓首穷经，临证无虚日。历年临证之际，一得之愚，辄随手笔之于册，日久积稿盈尺。辛酉春，诊余之暇，偶栉部分旧稿，加以分类整理成帙，颜曰《剑胆琴心录》，取医必"胆大心细"之义。窃思本生所积点滴经验，虽不尽在于是，却亦思过半矣。稿竣，同事怂恿问世，爰不揣固陋，付诸铅椠。深知雕虫小技，不足以登大雅之堂，然而一鳞半爪，亦堪供初学临证参考。于四化建设，不无小补，是为序。

　　一九八一年六一儿童节曾绍裘自识于长沙市湖南中医学院第二附属医院。

目　　录

一、内科

二、妇科

三、小儿科

四、其他

一、内 科

1. 外感误诊（二则）

（1）外感失表

罗某某，女，24岁，营业员，1966年5月9日诊。

患者病外感发热，旬日不退，曾经中西医药治疗，不见显效，乃转就余诊。症见：寒热头痛，烦渴，目赤，咳嗽胸满，环口疱疹，便秘溺赤，不食不饥，朝轻暮重，状类阴虚。脉象实数，舌质红，黄白苔。脉诊两参，断为热入肺胃，表邪未解。用辛凉重剂银翘散，加味不效，续用清热滋阴之剂，反增呕恶。沉思半晌，诊断似为不谬，何以投药不效？已而恍然有悟，此病必初治失表，表邪由卫及气，表里之邪，沆瀣一气，内外相应。为今之计，治宜解表清里，双管齐下，断其首尾相应之势。遂选用刘河间双解散加减：

北防风10克，荆芥穗8克，北连翘10克，薄荷叶5克，麻黄绒6克，川芎6克，全当归10克，杭白芍10克，焦山栀10克，活大黄6克，子黄芩9克，生石膏15克，苦桔梗6克，生甘草3克，滑石粉12克。

方中麻黄、荆芥、防风、薄荷、川芎以解散表邪，所谓："体弱燔炭，汗出而散"；黄芩、栀子、石膏、滑石、连翘，以清泄里热，"热者寒之"是也；复以归芍以和血，甘桔以调气。面面俱到，斯为有制之师。

一剂汗出热减，二剂脉静身凉，惟贻食纳不佳，续用叶氏养胃阴法调理而愈。

按：《素问·阴阳应象大论》云："邪风之至，疾如风雨，故善治者治皮毛，其次治肌肤，其次治筋脉，其次治六腑，其次治五脏，治五脏者，半死半生也。"本例初治失表，致病邪深入，热势鸱张。余初用银翘散加味，功效仅限解表，不能清里，且药力薄弱，杯水车薪，于事莫济；续用清热滋阴之剂，仅能清泄里热，而无解表之力，以切断病邪之外援。且滋阴之品，于此症不但风马牛两不相及，更是关门留寇，故药后呕恶，有利于邪而不利于正，一误再误矣。单用解表或单用传里，是治其一而未治其二，所以不效。幸能及时改弦更辙，用双解散表里同治，故而得迎刃而解。

（2）外感误诊

何某某，女，26 岁，缝工，住新邵向江渡，1978 年 4 月 19 日诊。

突起头项疼痛如裂，神倦懒言，惰于行动，水谷入口即吐，肢冷寒战，面色㿠白，眼胞下色暗青。脉象沉紧，舌质淡红无苔，体温正常，误诊为阳明寒呕，厥阴寒逆头痛。用仲景吴茱萸汤，一啜之后，药汤全部呕吐，继而体若燔炭，口渴头晕不支，脉转浮数。风热外感之征毕露。恍然顿悟：前此诊治皆非，遂改弦更辙，用辛凉解表法，急书银翘散加藿香、防风重剂。幸迷途未远，转航及时，连服两剂，而病愈。

金银花 15 克，北连翘 12 克，淡竹叶 6 克，荆芥穗 8 克，牛蒡子 9 克，淡豆豉一撮，薄荷叶 5 克，生甘草 3 克，苦桔梗 8 克，鲜芦根 15 克，藿香叶 6 克，北防风 10 克。

按：外感重病初起，前驱症状，状类寒厥者不尠，临证斯须间，鲁莽从事，不加细察，易于造成误诊误治。本例初起肢冷呕逆，脉伏，状类寒厥，实乃外邪急骤，突然袭击，致机体皮肤汗腺及浅层表动脉紧张，热血不得达于肌表所致。误用吴茱萸汤，药后病势外达，势如燎原，乃是邪正搏斗之征。

孙思邈"胆大心细"之言，煞宜猛省。愧我临证四十余年，日日读书，日日应诊，及至证呈目前，则又处理乖张，何异叶公好龙，真龙既至，则仓皇失措，瞠目结舌。粗心之过，良深愧疚，爰首揭此以自刺。

2. 湿温

周某某，男，51 岁，新邵孙家桥，1959 年 10 月 22 日初诊。

入夜发热恶寒，状类阴虚，为时半月。曾经当地卫生所治疗，疗效不著。刻下头晕，头重如裹，胸脘痞闷，怏怏欲吐，食饮不振，喜热饮，饮亦不多，腹胀痛，大便不畅，排泄少量黄色泡沫，小溲短赤。脉象濡缓，舌质略胖，舌苔黄白厚腻。脉症合参，证属湿温蕴于脾胃。

治法：清热渗湿、芳香化浊醒脾。

北连翘 9 克，赤茯苓 9 克，薏苡仁 15 克，山木通 6 克，滑石块 15 克，白蔻衣 6 克，藿香梗 6 克，川厚朴 6 克，陈广皮 5 克，大腹皮 6 克，川黄连 3 克，省头草 9 克。

10 月 30 日二诊，上方连服 7 剂，腹痛减轻，食纳增加，舌苔基本已化，小溲增多，大便通畅，但便中夹杂血水，有后重感，且有耳鸣。续疏甘露消毒丹：

石菖蒲 6 克，绵茵陈 9 克，飞滑石 15 克，川贝母 6 克，淮木通 6 克，生黄芩 6 克，射干 9 克，藿香梗 6 克，白蔻衣 5 克，北连翘 9 克，薄荷叶 5 克。

服上方诸症悉除，但头晕，食后觉饱。此为脾虚不运。用香砂六君子汤收功。

按：湿温相互蕴蓄，如油入丏，最难分解。清热利湿之法，必须分析湿热之孰轻孰重，而定偏轻偏利。清热于湿内，渗湿于热外，清热不欲其滞，利湿不欲其燥，个中消息，仔细研寻。本例第一方，为常用分解湿热法，如能掌握分寸，加减运用，多收显效。

3. 湿热坏证

何某某，男，68 岁，新邵严圹芭蕉圹，1966 年 5 月 29 日初诊。

病延月余。初起发热恶寒，午后热甚，状若阴虚。头重如裹，胸脘痞闷，足膝寒冷。前访医多人，发散、攻下、清凉之剂，用之殆遍，病日沉重。复在某某医院住院治疗十日，已用多种抗生素类药，病无起色。因而出院，转就余诊。刻下症见：头重，耳鸣，胸脘闷痛，呕吐清水，食不能下，勉强少食，则饱胀不堪，不喜饮，纵少饮，亦喜沸汤，自汗、盗汗、足膝不温，大便先硬后溏，小便短赤涩痛。脉象濡缓，舌质胖，舌苔灰白厚腻。脉症合参，证属湿温。因前用汗下，清凉失当，热虽减而湿仍滞脾胃，形成坏证。

治法：芳香淡渗，苦辛通降，以除湿热。

藿香梗 6 克，姜厚朴 5 克，陈橘皮 3 克，晚蚕沙 12 克，白蔻衣 5 克，淮木通 6 克，法半夏 6 克，赤茯苓 12 克，薏苡仁 12 克，滑石 12 克，香附子 5 克，北干姜 2 克。

6 月 3 日二诊，服前方后，胸痞呕恶已除，舌苔减退。稍思饮食，不时寒热，此为邪气外达之机。原方加减再投：

藿香梗 6 克，嫩桂枝 6 克，草果 3 克，宣泽泻 6 克，赤茯苓 9 克，薏苡仁 15 克，陈橘皮 5 克，法半夏 6 克，光杏仁 5 克，漂苍术 5 克，川厚朴 6 克，佩兰叶 5 克。

6 月 6 日三诊，头晕头重，四肢麻木，舌苔白腻，间夹黑色而润。舌黑而润，此为寒水之本象，非热甚而然，四肢麻木，乃痰湿阻络所致，丹溪谓麻属有痰湿死血。法用祛湿散寒。

台党参 6 克，赤茯苓 9 克，北干姜 5 克，草果 3 克，晚蚕沙 9 克，法半夏 6 克，结猪苓 6 克，建泽泻 6 克，川厚朴 6 克，藿香杆 6 克。

6 月 11 日四诊，舌苔已化，食纳有加，头晕，肢麻皆减，小便清长，脉象沉缓。宜健脾温中，以复后天之气。

六君子汤。

6 月 14 日五诊，诸症除，二便正常。唯昨日口腔起疱，鼻孔觉干，头仍微晕，此为湿邪已化，辛苦渗利，不宜再投。

玉竹参 12 克，北沙参 9 克，怀山药 12 克，炒扁豆 9 克，冬桑叶 3 克，鸡内金 3 克，生甘草 3 克。

6 月 19 日六诊，口疱、鼻干已愈，诸症悉除，睡眠、饮食、二便均趋正常。

按：湿温病治疗，忌发汗，攻下，及妄用柔润。本例因前医治不中肯，过用汗、下、清凉，造成热虽减而湿仍停滞脾胃之坏证。因为湿热合邪，热寓湿中，湿处热外，徒清其热，外湿不化，徒祛其湿，内热愈炽。故宜清热化湿，二者兼顾，清热于湿中，化湿于热外，为湿温唯一治疗法则。须知湿为重浊阴邪，黏腻停滞，难以速化。古人谓之抽丝剥茧，不宜操之过急，乃滥施汗、下、寒凉，违背湿温治疗禁忌，故而造成坏证，病情缠绵。

4. 毒热入营

张某某，女，20 岁，农，新邵向江渡公社，1978 年 6 月 23 日住急诊室。

患者 1 月前曾食瘟死牛肉。一星期前，遂于右手合谷穴处发生疔毒。右上肢红肿，全身出现散发性红色斑块。高热不退，全身骨节疼痛，活动痛甚，运动受限，食欲不振，口干不喜饮，小便黄少，大便数日未解。脉数，舌质红绛，有瘀斑，无苔。脉症合参，证属疔毒热入营血，即现代医学之败血症。

治法：清热解毒，凉营活血。方用清营汤加减：

犀牛角 3 克，生地黄 12 克，粉丹皮 10 克，玄参 10 克，金银花 15 克，北连翘 15 克，紫草 6 克，淡竹叶 6 克，天花粉 10 克，子黄芩 6 克，赤芍药 10 克，人中黄 10 克。

方中要用犀角、生地、紫草、丹皮、赤芍、银花、人中黄等以清营活血，兼以解毒；热盛必伤阴，故用花粉、玄参，生地以清热养阴；用竹叶，连翘，黄芩以清心火，兼清气分之热。合而言之，共奏清热解毒，清营活血，养阴清气之功。兼用西药强的松、青霉素消炎止痛一起治疗。

二诊（6 月 24 日），经上述治疗，发热已止，斑块迅速消失，惟两腿痛，局部灼热，不能站立。脉数，舌质绛，无苔。疏五味消毒饮：

金银花 15 克，野菊花 10 克，蒲公英 15 克，天葵子 10 克，紫花地丁 12 克。

三诊（6 月 26 日），腿痛好转，能缓步徐行，乃用原方加减，合用西药同前。不数日即痊愈出院。

按：患者误食瘟疫致死之牛肉，遂致生疔，患肢红肿，是为毒热熏蒸经络，气血运行不畅而致；热毒迫血妄行，故见斑疹隐隐；热伤营血，筋骨失养，故一身骨节疼痛，运动受限；口干不欲饮，热入营血，蒸腾营气上升所致；舌质红绛，有瘀点，皆为热入营血之征；发热，尿黄，便结，脉数，乃一派热毒充斥之象。

中医辨证论治，有严正的规律性，有高度的灵活性；同病异治，异病同治，有是病，则用是药。是为中医辨证论治之特征。如本例虽非温热病"热入营分"，但采取"异病同治"；用温病清热凉血法治疗，反掌收功。

5. 太阴太阳同病

彭某某，女，49 岁，1979 年 9 月 13 日门诊。

患者凤婴带下病，脾胃本虚。匝月以来，内则食纳减少，大便秘结；

外则微觉寒热，遍身关节疼痛。脉象细缓，舌质淡红，无苔。脉症合参，证属虚损，由脾胃虚弱，运化失职，故食少便结；中焦气血生化不足，易被外邪侵袭，营卫之气不足，筋骨失养，故寒热身痛，所谓表虚身痛者是也。此为太阳太阴表里同病。

治法：外和营卫，内调脾胃。疏桂枝汤加黄芪、防风、生首乌：

嫩桂枝8克，白芍药9克，生黄芪10克，北防风8克，生首乌15克，生甘草3克，老生姜三块，南大枣三枚。方用桂枝汤为主，外和营卫，内温脾胃，加黄芪、防风助桂枝以解表，复加生首乌生津液以通便。5剂后，内外诸证悉已。

按：桂枝汤为《伤寒论》经方之冠，功用甚广，外能和营卫，内能温脾胃。王旭高曰："桂枝汤外感用之能祛邪和营卫，内伤用之能补虚调阴阳。"此所谓"调阴阳"，即调和脾胃之阴阳也，本案即为外和营卫，内调阴阳之一例。曹颖甫曰："盖桂枝汤一方，外证治太阳，内证治太阴，……夫仲师不出太阴病，腹满而吐，食不下，自利腹痛乎？设太阴病遇浮缓之太阳脉，即桂枝汤证矣。"上述各家之言，皆谓桂枝汤外治太阳，内治太阴，如出一辙。可知桂枝汤乃太阳、太阴表里兼顾之方，毋庸置疑。

6. 寒热往来

肖某某，女，60岁，清水塘一中，1980年4月15日门诊。

患者于60年夏某日下午5时，突起恶寒战栗，继而发热，头痛，自汗。约5小时，不治寒热诸症自止，复如平人。每日如期发作，经治疗月余方愈。血液检查未发现疟原虫。自此以来，每患外感，即同样发作，已反复多次。昨夜又复寒热往来，头痛，自汗，咳嗽，口渴喜热饮，食纳正常，大便溏，小便自如。舌质淡红，苔薄黄，脉象弦数。脉症合参，证属少阳枢机不利，阴阳分争所致。

治法：和解少阳，以利枢机。疏清脾饮：

北柴胡12克，生黄芪10克，川厚朴6克，炒青皮6克，白茯苓10克，漂白术10克，草果仁5克，肥乌梅10克，生甘草5克，法半夏9克，老生姜3克。

水煎服3剂诸症悉已，惟咳嗽未痊愈。更方调治。

按：清脾饮原治热多阳疟之方，余遇寒热往来，非疟所致，用之亦屡效。此为我临床一得之愚。

7. 阴虚发热

韩某某，男，27 岁，医务，1979 年 7 月 25 日诊。

患者于 10 日前，当盛暑流金烁石之时，病低热，（T38℃左右），头晕，头痛，全身酸疼。继之五心烦热，足胫烧灼，炙手可热，反不渴，食欲不振，精神倦怠。脉象沉细数，舌质红，无苔。患者自用银翘散、羚翘解毒丸、消炎解毒丸及四环素，安痛定等中西药，初服稍效，继则更甚；复用青霉素、链霉素注射，亦无影响，乃转就愚诊。脉症合参，断为暑热伤阴，阴虚阳越，故五心烦热。所谓阴虚阳必越，无妻夫必荡是也，此五心发热，系内伤发热，与外感发热，热在手背者，迥不相同。

治法：滋阴以补阳，毋得用苦寒清泻，惟病必不除，而反伤阴。遂疏自制"二三六合剂"（即二至丸，三妙散，六味地黄丸）化裁：

生地黄 12 克，正山药 10 克，粉丹皮 6 克，云茯苓 10 克，建泽泻 6 克，北枸杞 10 克，北五味 5 克（前二味用代山茱萸），肥知母 6 克，怀牛膝 6 克，旱莲草 10 克，女贞子 10 克，川黄柏 6 克。水煎服，三剂霍然而安。

按：阴阳之道，贵得其平，所谓"阴平阳秘，精神乃治。"若阴阳一有偏盛偏衰，便阳虚则外寒，阴虚则内热矣。今病热于流金烁石之时，金石之质，尚且不堪，沉血肉之躯，津液必损，五心烦热，乃意中事也。唐容川曰："人之一身，不外阴阳，而阴阳二字，即是气血，水即化气、火即化血。"可见阴阳、水火、气血，三位一体，阴虚包括水虚、血虚于其中。治阴虚者当滋阴以制阳，毋汲汲于清热；傅青主治火旺而阴水虚者，"不必泻火而补其水，水足而火气自消。"即壮水之主，以制阳光是也。本案前用清法诸药无寸效，即未明此义。故转用滋阴，其效立竿见影。

8. 阴虚发斑

周某某，女，27 岁，小学教师。因红斑性狼疮于 1965 年 7 月 15 日住院。

患者有慢性肝炎史。58 年 7 月参加双抢劳动时，面部发现红斑，灼热瘙痒，当阳光照射或风吹之后，其斑益显，灼热瘙痒加重。时至秋风凉爽，红斑遂自行消失。自此之后，连年来，每值夏季气候酷暑，旧病复发，且逐年加重。先后经多所医院治疗无效。直至61年6月赴省城某某医学院就诊，确定诊断为红斑性狼疮，并在该院门诊治疗一月有奇，病情好转，红斑消失。但尚留棕色斑痕，62年夏旧病复发，病情变本加厉，无间寒暑，红斑常存、经各处医院治疗，针药并进，均无效验。今夏在某医院住院，最后，需用大量可的松才能控制发展。患者嗒然若丧，自忖病难救药，转我院住院，意在孤注一掷，以冀万一。

现时症见：两侧面颊，眼眶上下，鼻梁，耳前及口角等处皆见红斑，连缀如云，脸霞红映枕衾。自觉面部灼热瘙痒，当日光、火焰照射时，红斑明显扩大，灼热瘙痒亦著，伴见头晕，不寐，面部微肿，口舌干燥，牙龈出血，或脘腹痞满疼痛、食欲不振，腰胁、足膝疼痛酸软，小溲黄，大便不畅，舌质红，无苔，脉沉细弦数。脉症合参，证属肝肾阴亏，水火不济，虚火上浮，血热成斑。盖"肾者主蛰，封藏之本，精之处也。"又肾为坚藏，多虚少实。况肾具水火，若欲念妄动耗精，或热病后伤阴，阴阳失其平秘，水不济火，火无所迫而上浮。且少阴上火下水，在上之君火既动，在下之相火亦翕然随之而动，心属火，火旺于面，君相二火上炎，故面发红斑瘙痒。即《内经》："诸痛痒疮，皆属于心"是也，不寐乃心肾水火不交所致；胁痛、脘腹胀痛，为肝气横逆忤脾之征；头晕，口舌干燥，牙衄，腰膝酸痛，便秘尿溲等症，皆是水虚火动之现象。

治法：宗五太仆壮水之主，以制阳光，佐以收摄潜降。

大剂六味地黄丸、大补阴丸及四物汤去川芎之辛窜，加牛膝以下行而补肝肾。方中生、熟二地并用：

熟地黄12克，生地黄12克，山萸肉9克，干山药12克，建泽泻6克，云茯苓9克，粉丹皮6克，炒黄柏6克，肥知母9克，炙龟板15克，全当归9克，白芍药9克，怀牛膝9克。

外用：炉甘石、黄柏、生石膏适量，三味共研细末、用甘油调匀涂擦患处。

自此以后，连续7诊，皆用上方加减，其随症加减之药有女贞子、紫草、枸杞、玉竹、玄参、麦冬、红花、枣仁、牛膝等。至9月15日，红斑全部消失，颜面白皙如初，诸症皆愈而出院。出院后，仍用六味丸合四物汤加减制丸续服，以资巩固疗效。后陆续追访，迄至1979年为止，垂时

14年，未曾复发。

按：红斑性狼疮属胶原组织疾病，其发病原因不明，目前尚无特效疗法。中医根据辨证论治原则予以治疗。本例红斑，遇日晒，风吹或劳动之后，则病情加剧，伴见阴亏火炽诸症，故辨证为水亏火浮、阴虚发斑。因肾中元阴不固，失其封藏之职，导致水火失调，阴虚阳盛之所致。昔人谓人身各有自具之吸力，其力多属于五脏及骨髓之中，故气能自固于体中而不散。今肾阴不足，藏精之职有忝，加之日以摄提之，气渐上脱。本草称："日能松物，以絮久曝日中则松矣，是日有吸摄之力也；风以鼓荡之，风为阳邪，善行数变，风气鼓荡，则气渐外泄；人劳则气动而心劳，则五脏之吸力皆疏，故气易散。"李东垣谓："或因劳役动作，肾间阴火沸腾。"观于此，则知本例红斑遇日晒、风吹及劳动后则加剧，其机理端在自具之吸力不足，其气不能自因于体中，加以外界事物刺激，则水亏火浮血溢而为红斑。既为水亏火旺，自具吸力不足，气血外泄而致病。故治宜壮水制火，收敛潜降之剂。因此，始终以六味丸合四物汤加减，取得一帆风顺之疗效。

9. 三焦寒证

金某某，女，33岁，1979年7月7日门诊。

患者病心悸不适，摇摇如悬旌，食纳不佳，食后脘腹痞满，呕逆频仍，腰腿拘急疼痛，屈伸不利，四肢逆冷，口渴不饮，二便自如。经中西药治疗，为时4月不愈，乃转我处门诊。诊得脉象沉细，舌质淡红，无苔。脉症合参，证属三焦寒滞，火用不宣。即上焦心阳不振，中焦脾胃虚寒，下焦肝脉寒凝，三阴经并病。

治法：暖肝散寒、益火之源，俾火能煨土，则诸症自然迎刃而解。用加味当归四逆汤：

全当归10克，漂苍术6克，川厚朴8克，活芍药4克，嫩桂枝6克，北细辛3克，淮木通6克，吴茱萸3克，宣木瓜6克，香独活10克，川牛膝10克，老生姜3克，炙甘草3克。连服5剂，霍然而安。

按：本例见症错杂，初，临证斯须间，辨证组方，莫知端倪，沉思半晌，恍然有悟：缘厥阴肝经寒凝，木火不用，气血阻滞，导致心阳虚弱、即木不生火；继则心火不能温煦脾胃，形成脾胃虚寒，即火不生土，由于厥阴肝脉寒凝，气血流行不畅，不通则痛，故腰腿拘急疼痛，《内经》曰："是动则病腰痛不可以俯仰"是也；木不生火，心阳不足、故心悸而如悬旌；火不温土，脾胃阳虚，升降失职，水谷运化无能，故食后脘腹胀满而呕逆，即《伤寒论》"太阴之为病，腹满而吐，食不下"是也。病机既明，乃振笔伸纸，遂书加味当归四逆汤以治其本，竟收捷效。

附论：张锡纯曰"夫水火之功用，最要在熟腐水谷，消化饮食，方书但谓命门之火能化食，而不知脐下气海，居于大小肠环绕之中，其热力实与大小肠息息相通、故丹田之元阳尤能化食。然此元阳之火与命门之火所者，肠中之食也，至胃中之食，则又赖上焦之心火，中焦之胆火之。盖心为太阳之火，如日丽中天，照临下土，而胃中之水谷遂可借其热力以熟腐。至于胆居中焦、上则通胃，下则通肠，其汁甚苦，纯为火味，其气入胃，既能助其宣通下行（胃气以息息下行为顺，本能疏土，故善宣通之），其汁入肠更能助其化生精液（即西人所谓乳糜）"。心火化食，方书罕言，恐阅者谓余言之无据，信口雌黄，故不辞墨废，引张氏之说以实之。

10. 外感咳嗽声嘶

朱某某，男，37岁，新邵花桥公社，1968年4月12日诊。

骤感新邪，咳嗽声音嘶哑，言语困难，脉象浮缓，舌质正常，无苔。脉证合参，证属风邪袭肺，肺实不鸣。

治法：宣肺祛邪，佐以清润。仿颜德馨《诊余墨瀋》之治音嘶方：

炙甘草9克，炙兜铃9克，炙紫菀9克，光杏仁9克，苦桔梗9克，净蝉衣3克，凤凰衣5克，玉蝴蝶5克，胖大海3克，桑白皮6克。上方连服3剂而瘳，言语声音恢复正常。

按：上方治外感咳嗽声嘶，实验多人，确有效验。但只宜用于外邪袭肺，肺实不鸣者。与虚劳咳嗽而致之"金破不鸣"者，治宜用《红炉点雪》中 治火病失音之铁笛丸，迥然不同。此证慎勿漫投滋阴润肺之剂，否则外邪胶固难拔，致使伤风不醒而成劳，噬脐不及。

11. 肝火咳嗽

孙某某，男，30岁，新邵酿溪镇，1968年3月6日诊。

患者从医，病咳嗽、初次治疗，不效；更医治疗、又不效。迺问治于愚，询知：咳嗽痰少，胁痛，易怒，头眩。脉象弦数，舌质红，无苔。脉症合参，证属肝火犯肺、气逆干咳。

治法：清肝降逆，润肺止咳。方用费伯雄《医醇賸义》之丹青饮加味：

代赭石 10 克，麦门冬 5 克（青黛拌），杭菊花 6 克，金石斛 9 克，潼蒺藜 9 克，白蒺藜 9 克，北沙参 12 克，浙贝母 6 克，冬桑叶 3 克，陈桂皮 3 克，光杏仁 9 克，旋覆花 6 克（绢包煎），生姜汁半匙（兑），冬白蜜 30 克（兑服）。服上方干咳、胁痛等症皆已。

按：本例干咳少痰，胁痛，易怒，头晕，系肝火犯肺所致。非一般泛泛止咳祛痰之剂能奏功。费伯雄根据是证特征，制丹青饮以治之，颇为有效。

12. 肾虚咳嗽

孙某某，男，28 岁，新邵机械厂，1968 年 7 月 20 日诊。

患者外感咳嗽，外感已愈，而痰嗽未清。曾用止嗽祛痰之剂，仍咳嗽气逆不止，头晕，腰痛，为时月余。脉象沉细数，质红，无苔。脉症合参，证属肾虚痰逆所致。

治法：补肾清肺，子母两顾。选用陈氏子母两富汤加味：

熟地黄 21 克，麦门冬 15 克，北柴胡 6 克，白芍 12 克，北沙参 9 克，淮牛膝 9 克，生甘草 5 克。

方中以熟地、淮膝滋肾水，以麦冬、沙参，安肺金，此金水相生，子母两顾之义。柴胡、白芍、甘草，以舒其肝胆之气，使其不克脾胃，则脾胃之气易于升腾，上使救肺而下可救肾，且邪亦易散。

陈氏之方与本病方证对应，故奏效甚捷，3 剂而痰嗽即已。

按：本例初用止嗽而嗽不止，祛痰而痰不祛何也？盖"痰之标在于肺，痰之本在于肾，不治肾而治肺，此疾之所以不能去，而咳嗽之所以不能愈也。"久病入肾，肾主纳气。故久嗽不止者，即当考虑治肾。古人谓"见痰休治痰"煞宜猛省。

13. 膀胱咳

梁某某，女，26 岁，新邵机械厂，1968 年 4 月 12 日诊。

咳嗽迁延半载，每值咳嗽，喷嚏或哄堂大笑时，急尿出不禁。先后经中西医药治疗，时经3月，讫无效验。脉象沉缓，舌质正常，无苔。脉症合参，证属膀胱咳。

治法：温阳化气。用茯苓甘草汤治之：

白茯苓15克，嫩桂枝5克，炙甘草3克，老生姜3克。

连服四剂，咳嗽遗尿即止。

按： 内经曰："肾咳不已，则膀胱受之，膀胱咳状，咳而遗尿。"《医宗必读》《杂病源流犀烛》治膀胱咳，皆主茯苓甘草汤，仿而用之，果然奏效。春泽汤治咳而遗尿亦有良效，要之亦茯苓甘草汤之意也。

14. 燥热喘咳

何某某，女，32岁，新邵物资局，1972年8月30日初诊。

今岁自夏初秋，亢旱不雨，气候干燥，感其气而病喘咳者颇多。患者病干咳气逆少痰，头痛身热，鼻干，唇燥，喉痒，胸满胁痛，心烦口渴，缠绵数月不已。脉象细数，舌边尖俱赤、舌苔薄白而燥。脉症合参，证属燥热之气，伤损肺阴。

治法：辛凉甘润、清热保肺。方用喻氏清燥救肺汤加减：

北沙参9克，冬桑叶3克，浙贝母9克，瓜蒌皮9克，光杏仁9克，麦门冬9克，白茅根9克，枇杷叶9克，生甘草3克，冬白蜜30克（冲），生姜汁少许（冲服）。

9月3日二诊，咳逆顿减，仍干咳胁痛。此属肝火上逆。用费氏丹青饮加白蜜、姜汁。

代赭石12克，麦门冬6克（青黛拌），甘菊花6克，金石斛6克，潼蒺藜9克，刺蒺藜9克，北沙参9克，冬桑叶3克，陈橘红3克，浙贝母6克，光杏仁9克，旋覆花5克（布色煎），冬白蜜30克，生姜汁少许（前二味兑服）。连服3剂。后患者之子病痄积、就治于辰男应旄处。就便询知咳逆痊愈。

按： 燥气易于伤津、故治法以滋润为主，《内经·玉真要大论》"燥者濡之"，早有明训。故温燥必以辛凉甘润是治。何廉臣曰："温燥者，燥之胜气也，治以清润，清燥救肺汤主之"。本例之治，符合上述治法。

15. 寒痰哮喘（二则）

（1）

王某某，男，15岁，邵东县，1976年2月2日门诊。

髫龄之年，即病哮喘迄今数载，刻下哮喘频作，喉中痰鸣，呷呀有声，吐痰清稀，呈泡沫状。胸膈满闷，气促抬肩，动则自汗。饮食不佳，或喜热饮。脉弦滑，舌质淡，苔白滑。面青唇绀，肢冷，指尖如鼓槌。胸透：慢性支气管炎并发肺气肿。脉症、体征合参，证属哮喘，系寒痰阻肺，气失宣降。

治法：病起经年，多方治疗，效果不著，谅非泛泛草木之品，所能为力。仍选用杜文燮《药鉴》中治哮方以息之：

光杏仁9克，马兜铃9克，净蝉蜕6克，白矾15克，白砒1.5克。

乳细，红枣肉为丸，如梧子大，食后冷开水送下，每服三粒。

服后哮喘顿减。继用补益脾肾，祛痰定喘之剂，哮喘渐止，病未复发已半年。

按：《证治汇补》曰："哮即痰喘之久而常发者，因内有壅塞之气，外有非时之感，膈有胶固之痰，三者相合，闭拒气道，搏击有声，发为哮病。"基于上述，则知哮病之治，宜顺气化痰，预防外感，解除风寒。

（2）

曾某某，男，11岁，住新邵酿溪镇，1974年6月2日门诊。

患者居近资滨，髫龄之年，性嗜游运，曩岁，当春寒料峭时，即浮沉江河，以是风浪之寒，侵袭皮毛而入于肺俞，遂病哮喘，咳嗽痰鸣气急、胸脘胀满，不喜饮食，身支瘦损，精力倦怠。经中西针药并治，仍时发时辍，经年不愈。患者父母悯其稚年而病疾，深为系念，乃携挈就诊。脉象沉滑，舌质正，苔白，形容憔悴。脉症合参，证属肺金寒滞，痰阻气逆。

治法：宣降肺气，散寒祛痰。

麻黄绒3克，苦杏仁5克，嫩桂枝3克，陈橘皮3克，川厚朴5克，紫苏子5克，净地龙3克，生甘草3克。

6月30日二诊，服上方3剂，哮喘稍平。续疏小青龙加石膏汤：

麻黄绒3克，白芍药5克，北细辛1克，炮干姜1克，生甘草2克，嫩桂枝 3 克，姜半夏 3 克，五味子 1 克，生石膏 6 克。哮喘已止。

此病治法，古人有在上治肺，在下治肾，发时治标，平时治肾之论。欲求根治，必须长期服药不辍，一曝十寒，终难济事。因疏二方，嘱其久服：

一：六君子汤加干姜、细辛、五味、地龙。二：《金匮》肾气丸加五味、淮牛膝、党参、枸杞、核桃、地龙。

上二方平时交替服用，计服 60 余剂，哮喘痊愈，追访五年，未见复发。

按：哮喘痰多气急，病位在脾、肺、肾三脏。由于寒入肺俞，痰凝胃腑，久发不已，肺虚必及于肾，肾虚必及于脾。脾为生痰之源，肺为贮痰之器，肾为纳气之本。痰恋不化，气机阻滞，一触风寒，哮喘即随之举发。总之下则肾虚不能纳气，中则脾虚不能运化，上则肺伤不能降气。其标在肺，其本在肾。在肺为实，在肾为虚，下虚上盛，由浅入深。故本例治疗，重在发时治肺，平时培补脾肾，治病求本之义。

16. 哮喘（三则）

（1）

朱某某，女，58 岁，新邵县人委，1961 年 1 月 19 日诊。

患者有哮喘病史多年，每届冬春寒冷季节，旧病复发。此次于半月前，因旅途薄受风寒，故态复萌，寒热身痛，胸膈痞满，日轻夜重，喘咳频频，喉中痰鸣，呷呀有声，食不下，稍进谷粮，喘急益甚，倚息不能平枕已五昼夜。曾经某某医院治疗不效。转邀余诊，诊得六脉滑实，舌质略胖，舌苔白腻。脉症合参，证属痰饮阻肺，气失宣降。

治法：宣降肺气，祛痰止喘。

麻黄绒 9 克，光杏仁 9 克，法半夏 9 克，射干 9 克，款冬花 6 克，净地龙 6 克，陈橘皮 6 克，家苏子 9 克，炙紫苑 9 克，川厚朴 6 克，白果肉 9 克，生甘草 3 克。

1 月 23 日二诊，上方连服 3 剂，寒热身痛止，喘咳势挫，思进饮食，已能平卧。但仍胸膈痞闷不适，痰喘间作。原意加减再投：

蜜麻绒 9 克，光杏仁 9 克，法半夏 9 克，广陈皮 5 克，白茯苓 9 克，炒苏子 9 克，葶苈子 9 克，白芥子 9 克，生甘草 3 克。

上方连服 3 剂，哮喘已止，饮食正常，胸部豁然开朗。

（2）

廖某某，男，50 岁，新邵严圹陡岑，1962 年元月 24 日诊。

夙病哮喘多年，寒冷一触即发，故数九寒冬则加剧。壬寅秋，病喘咳气促，喉间痰鸣如水鸡声，倚息不能平枕，咫尺缓步，气促更甚，终日惶惶不安。脉象弦滑，舌质正常，舌苔薄白。脉症合参，证属痰饮壅肺，气失宣降。

治法：宣肺降气，祛痰止喘。用沈仲圭民《新编经验方》中降气止喘方加减：

麻黄绒 9 克，光杏仁 9 克，款冬花 6 克，蜜紫菀 9 克，法半夏 9 克，陈橘皮 5 克，炒苏子 9 克，川厚朴 6 克，全瓜蒌 12 克，白芥子 6 克，粉甘草 3 克，白果肉 9 克。上方连服四剂，诸症消失。但此仅是治标之法，根治尚费踌躇。

（3）

刘某某，男，25 岁，新邵酿溪中学，1964 年 1 月 20 日诊。

患者自幼病哮喘，身体瘦弱，中间数年曾经停止发作，近两年来，旧病复发，时作时止。此次哮喘气急 5 天，喉间痰鸣，呷呀如水鸡声，食纳不香，不喜饮水，瑟瑟恶寒，行动气促益甚，头汗淋漓，无地自容。脉象沉紧，舌质淡胖，满布白苔。脉症合参，证属冷哮，系寒痰阻肺，气失肃降。

治法：降气散寒，祛痰止哮。方用冷哮丸改为汤剂：

麻黄绒 9 克，光杏仁 9 克，北细辛 3 克，胆南星 6 克，法半夏 6 克，制川乌 6 克，川楝子 5 克，猪牙皂 3 克，炙紫菀 9 克，款冬花 6 克，六神曲 9 克，生甘草 3 克，白矾 1.5 克（兑服）。

翌日，哮喘即平。自云"数年来服药颇多，但无如此方之速效"。续用平补肺肾之剂，以资增强体质，巩固疗效。

按：哮喘实证，多因痰饮阻肺，肺失宣降而然，所谓"诸病喘满，皆属于肺"是也。治疗宜降气祛痰。余于是证，多用以上方药，往往取得喘咳顿挫之效，至于久喘，肺肾同虚者，自宜补肾纳气，又当别论，不可同日而语。

17. 阴虚喘嗽

刘某某，女，70岁，新邵寺门前公社乔亭大队，1968年12月2日诊。

年届古稀，膝下无嗣，孀居多郁，素病胃脘痛。丁未冬，脘痛之后，继病喘急痰涌，面红，气促不寐，顷刻不安，天地之火，无地自容，身瘦神疲，饮食不思。风烛残年，朝不虑夕，家人已备后事，姑求一方，以冀万一。脉象沉细，舌红少苔。脉症合参，证属阴虚阳浮，冲气上逆所致。

治法：豁痰滋阴，降逆定喘。迳书张景岳金水六君煎加苏子与之，嘱服三帖，以消息之。

熟地黄15克，全当归9克，法半夏9克，陈橘皮6克，云茯苓9克，家苏子9克，生甘草3克，老生姜3片。水煎服。

方中归地能滋阴而安冲气，法夏从阴补阳以降冲逆，辅之茯苓、生姜、广皮，疏泄痰饮，导流归海，以成其降逆之功。

一剂病顿减，三剂竟霍然而愈。

按： 我省湘乡名医肖琢如先生著《遁园医案》收景岳金水六君煎，更名为降冲饮，云治年迈阴虚，久嗽不瘥，喘急痰涌，由于冲气上逆，非关外感风寒者，服之神效。肖氏重新整订金水六君煎，更名为降冲饮，使理论益符合实践。此种治学精神，足以为后学法。

18. 喘咳浮肿

何某某，女，44岁，新邵寺门前公社梅子大队，1971年11月2日诊。

患者素有喘咳史。入冬以来，旧病复发，喘咳气逆，痰涎壅盛，日益加剧，驯至身痛浮肿，饮食不进，入夜咳逆尤甚，长夜漫漫，倚枕待旦。脉象滑实，舌质淡胖，舌苔白腻。脉症合参，证属痰饮阻肺，气失宣降。

治法：宣降肺气、温化痰饮。方用小青龙汤合葶苈大枣泻肺汤加味：

麻黄绒9克，桂皮尖6克，法半夏9克，生白芍9克，北干姜3克，北五味3克，北细辛2克，赤茯苓9克，光杏仁9克，葶苈子9克，生甘草3克，南大枣5枚。

服一剂，喘咳气逆顿挫，3剂肿消食加，喘咳基本止。

按： 本病辨证属水饮射肺。盖肺主气，肺气宜宣降，以息息下行为顺。今水饮阻肺，肺气不得宣降。且肺为水之上源，又水气同源，必气行则水行，气既不降，水行泛滥，水气上凌于肺故喘咳痰涌，水饮溢于皮肤则浮肿，水气滞于经络故身痛。治痰饮，当以温药和之，故取既能宣降肺气，又能温化痰饮之小青龙汤以治之，药既中肯，故收效捷。

19. 悬饮

何某某，男，37岁，小学教师，1976年1月15日诊。

患者左胸痛，咳嗽胸痛加剧，胸膈胀满，伴见头痛腰疼，食欲不振，食后腹满。脉象弦滑，舌质淡红，薄白苔。面色黎黧黑，急性病容，经X光透视：左侧胸腔积液。此证属悬饮。

治法：化痰利水。用费伯雄椒目瓜蒌汤：

川椒目6克，瓜蒌实12克，桑白皮6克，陈橘皮5克，葶苈子10克，法半夏10克，云茯苓10克，紫苏子10克，白蒺藜10克，老生姜3片。水煎服。

连服七剂，诸痛皆已。X光复查、胸腔积液吸收，惟左侧肋膈角消失，胸膜增厚，其他无异常，食纳步履皆如常人。

按：《金匮要略》谓"水流肋下，咳唾引痛，谓之悬饮。"悬饮即胸腔积液。治法：一般用葶苈大枣泻肺汤合控涎丹，香附旋覆花汤加减，剧证用十枣汤，发热者小柴胡汤。收功用外台茯苓饮，余治是证，用费氏椒目瓜蒌汤，辄获预期效果，殊少闪失。后续焦树德氏《用药心得十讲》，知焦氏赏用费氏椒目瓜姜汤加减以治胸腔积液，实先获我心。

20. 风热肺痈

杨某某，男，46岁，新邵雀圹公社棉花圹大队，1964年8月24日初诊。

咳嗽喘逆已久，胸胁隐痛，吐脓血痰，气臭，口干咽燥，恶寒战栗，午后发热，入夜盗汗。胸透：为肺结核，经治疗效果不佳。脉象滑数，舌红少苔。脉症合参，病属肺痈，系风热伤肺，蓄结痈脓。

治法：清热祛痰，活血排脓。方用桔梗汤代裁：

北黄芪9克，苦桔梗6克，桑白皮9克，木防己9克，全瓜蒌12克，薏苡仁15克，光杏仁9克，干百合15克，北沙参9克，大力子9克，桃仁泥9克，鲜芦根9克，川贝末5克（兑服），生甘草3克。合西药抗结核药治疗。

9月3日二诊，服上方，吐脓痰，量多，诸症减轻，痰仍腥臭。上方去大力子再服。

9月6日三诊，脓痰气臭已除，津亏食差。

治法：清热祛痰，培土壮水，用甘桔汤加味：

北沙参9克，怀山药15克，白茯苓9克，白莲肉15克，苦桔梗6克，光杏仁9克，生地黄9克，麦门冬9克，玄参9克，冬桑叶5克，鸡内金3克，川贝末6克，生甘草3克。

服上方诸症减，惟肺结核尚未痊愈，仍应继续治疗。

按：《金匮》肺痈篇谓："风舍于肺，其人则咳，……热之所过，血为之凝滞，蓄结痈脓、吐如米粥"此言肺痈多因感受外邪，郁而化热，热毒壅滞于肺，血与热凝，日久酿而成痈。故治疗宜清热祛痰解毒，活血排脓。然而本病既为毒热壅于肺，则后期肺阴必虚，且有肺痨，亦属阴伤，故脓除之后，转用壮水培土。正如李中梓《医宗必读》所谓"土旺而金生，勿拘于保肺，水壮而火熄，毋汲汲于清心"之义。《理虚元鉴》谓"理虚有三本，脾肺肾是也"。《衷中参西禄》谓"至哉坤元，万物滋生"皆是注重培土之意，前贤阐明虚劳之治重在培土，英雄所见略同。

21. 失音

张某某，女，50岁，新邵县委，1976年4月10日门诊。

咳嗽之后，逐渐嘶哑失音，驯至完全不能出声，迄今两月。经西药治疗，效果不著，转求中药治疗。脉浮滑数，舌质正常，薄白苔。脉症合参，证属肺阴素亏，益以风寒外束，失于疏散，形成寒包火之虚实兼夹而然。

治法：祛痰达表，略佐滋阴润肺。

炙麻绒6克，光杏仁9克，苦桔梗6克，牛蒡子6克，核桃肉12克，射干9克，川贝母5克，诃子肉3克，木蝴蝶5克，胖大海9克，凤凰衣6克，净蝉衣3克，冬白蜜60克（兑），生甘草3克。连服5剂，逐渐有声，言语如常。

按：夫发声之本在肾，其标必涉乎肺。故叶天士有"金空则鸣，金实则无声，金破碎亦无声"之说。失音之原因不一，证当分虚实两端：有邪者为肺实，无邪者，是久咳损肺，破碎无声。

本例为虚实夹杂，内外兼病，仿叶氏治吴某外冷内热，久逼失音，用两解法以治之，故获满意效果。

22. 肺虚音哑

王某某，女，40岁，新邵一中，1965年8月12日诊。

患者于三月前，因讲课声音过高，时间过长，已尔喉间作痒，继而痒痛兼作，声音嘶哑，且喉头干燥，梗阻不适、大便燥结，小便自如。曾用西药及多种抗生素不效。脉象沉弱，舌质正常，无苔。脉症合参，证属肺阴不足，金破不鸣。

治法：润肺滋阴、佐以开声。

北沙参9克，嫩桑叶6克，川贝母6克，苦桔梗6克，甜杏仁9克，胖大海6克，木蝴蝶5克，马兜铃6克，射干9克，蜜麻绒9克，蜜紫菀9克，粉甘草3克。

3剂后，其病脱然若失。

按：余用上方加减，治喑哑多效。

23. 虚劳

黄某某，男，28岁，木工，新邵严圹公社，1978年10月4日门诊。

患者身罹肺痨，初不自知，曩曰虽有咳嗽，低热，殊不介意。日前因食肉饕餮之后，旋即发热、喘咳、咯血盈杯。经X胸透报告：右肺1至2前肋间有小斑状阴影，左肺亦有小斑点状阴影，左锁骨下有一1.5cm×2cm之透光区。惶遽前来就诊。症见：咳喘、咯血、发热、盗汗，手足烦热。脉象沉细数，舌红无苔。脉症合参，证属肺肾阴虚，虚火上炎。

治法：滋阴润肺，止嗽止血。疏方百合固金汤加百部、白及。

干百合20克，生地黄10克，熟地黄10克，玄参12克，川贝母4克，苦桔梗5克，麦门冬10克，白芍药10克，全当归10克，白及10克，百部10克，生甘草3克。

另合雷米封内服、链霉素注射。

10月15日二诊，上方连服10剂，咳嗽大减，咯血已止。效不更方，嘱续服前30剂 11月20日三诊，连服前方30剂，咳嗽悉已，身体较健，精神振作，已经在外人家作木工。嘱原方再服20剂后，翌年12月再次透视，空洞愈合，惟两肺二前肋仍有模糊阴影，密度较高，肺纹粗乱，其余无自觉不适。

按： 百合固金汤为治虚痨常用方剂，医者莫不皆知，惟是方能促进虚痨空洞愈合之妙用，颇非众所周知。余学友李君经验：肺病空洞者，不须另觅海上奇方，只用百合固金汤多服久服，即可愈合。今据实践证明，洵非虚誉。

24. 虚劳咯血

何某某，男，28岁，新邵县严圹公社坝上大队，1965年4月1日诊。

患虚劳多年，殄瘵床榻，瘦骨嶙峋，虚热出没无时，如闲云出岫，周梦觉云："分明香在梅花上，寻到梅花香又无。"庶几近之。咳嗽音哑，近来咳嗽咯血，血溅桃花，殷红满地。脉象细数，舌质红无苔。脉症合参，证属虚劳咯血。

治法：降逆清热，祛瘀止血。方用张锡纯补营补络汤加味：

生龙骨15克，生牡蛎15克，山茱萸9克，生大黄9克，北丹参12克，代赭石15克，鸡血藤10克，川黄连2克，茜草根10克，三七末3克（研末兑服）。

咯血之治，大抵有降逆清热、祛瘀生新及加强血营凝结等法。本方用龙、牡、赭石、重以镇逆，大黄、黄连苦寒清热，丹参、茜草、三七祛瘀生新，龙牡、鸡血藤加强血溢凝结。方中各法备臻，故服后其血即止。

按： 气为血帅，血随气之升降而升降。气主于肺，冲为血海而丽于阳明，阳明属胃。肺胃之气以息息下行为顺，故用重镇降逆为主。余临证垂近三十年，治血证验案颇多，深知治吐血之法，顾非一端，然而以清降取胜者，比比是也，如三黄泻心汤、十灰散等即常用清降之方。张氏补营补络汤，亦能屡奏动效，张公让《吐血治验记》曾备极推案，洵非虚誉。

25. 心悸

王某某，男，36岁，1980年6月3日门诊。

经西医诊断：患者窦性早搏，心动过速。频频发作，为时三月。伴头晕，心慌，嗜睡。归脾、补心之剂，服之殆遍，迄无效验。乃就余诊。诊得脉象结代，舌质略暗，口唇发绀。脉症合参，证属血瘀所致。

治法：活血化瘀。用血府逐瘀汤化裁：

全当归 10 克，生地黄 10 克，赤芍药 6 克，正川芎 6 克，桃仁泥 6 克，生红花 6 克，北丹参 10 克，陈枳壳 6 克，北柴胡 6 克，石菖蒲 6 克，远志肉 5 克，茶树根 30 克，炙甘草 3 克。上方连服 5 剂，诸症悉已。嘱再服 5 剂，以防死灰复燃，故态复萌。

按："脉者，血之府也。"胸中血府瘀阻，故见心慌，脉动异常，王清任谓："心跳心忙，用归脾安神等方不效，用此方百发百中。"证之临床实践，诚不我欺。

26. 脏躁证

徐某某，女，60 岁，长沙副食品公司，1980 年 12 月 11 日初诊。

患者因其子工伤事故死亡，长期悲哀忧思不释，遂致头晕，两鬓疼痛，恶心不适，周身疲倦，手指麻木。心烦难寐，忽忽不乐，沉默寡言，喜独居暗室，无故哭泣，或长吁短叹，易发怒火，如有人约其电影，不但不从人之约，反盛气凌人，以怒相对。腰酸腹痛，大便稀溏，常数日不更衣。脉象沉弦，舌边齿印，舌苔薄白。脉症合参，证属悲哀忧思过极，损伤神志所致。

治法：健脾疏肝，解郁宁神。选用李士材伤中汤、越鞠丸及甘麦大枣汤化裁：

漂白术 10 克，白茯苓 10 克，陈橘皮 5 克，香附子 6 克，石菖蒲 6 克，远志肉 5 克，全当归 10 克，老川芎 5 克，酸枣仁 10 克，黑栀子 6 克，正神曲 6 克，杭菊花 10 克，浮小麦 30 克，生甘草 5 克。

12 月 20 日二诊，服前方五剂，头晕头痛已止，食纳增加，睡眠如常，手指不麻，抑郁寡欢，急躁易怒减轻，仍心烦长叹，腹部痞闷。着重调和肝脾。用加味逍遥散：

全当归 10 克，白芍药 10 克，云茯苓 10 克，刺蒺藜 15 克，六神曲 10 克，大腹皮 10 克，漂白术 10 克，制香附 6 克，炒栀子 6 克，佩兰叶 10 克，北柴胡 6 克，生甘草 3 克。

12 月 27 日三诊，服前方五剂，诸症基本消失，能自己控制情绪。仍用原方加减。谆谆嘱咐患者：神志之病，须以神志治疗，系铃解铃，全赖于己。须知既堕之甑，回顾无益。今后，当心旷神怡，舒展情怀，勿再留恋既往，春蚕自缚。否则草木无灵，难能为力。

按： 本例为悲哀忧思过极，损伤情志。肝阳上逆则头晕痛，易怒手麻；脾气伤则恶心不食，周身倦怠，大便不畅；肺津伤则悲伤歌哭，忽忽不乐。《医醇賸义》谓："七情所伤，虽分五脏，而必归本于心。"谓七情损伤心血，则为脏躁，心不得静，而神躁扰不宁，神乱如有神灵所凭。本病治疗看重补益心脾，因脾为气血生化之源，气血旺盛，他脏纵有不足，血气足供灌注，全体相生，诸病自除。费伯雄谓虚劳内伤，不外气血两虚，治气血虚者，注重于脾胃，卓然不群。

27. 心虚痰滞不语

曾某某，女，59岁，新邵土桥公社官中大队，1974年3月15日门诊。

患者临诊时表情淡漠，泪水盈眶，呆坐如木鸡，缄默不语。其夫代诉：病起年余，往往入夜无故掩泣，不能言语。神志尚清，精力倦怠，全身骨节酸痛，软弱无力，痰涎壅盛，当劳动过度或情绪激动时，易于发作，曾经中西医治疗，病仍依然不解。脉象弦滑，舌质淡，白苔。脉症合参，证属心神虚弱，痰饮阻滞心窍所致。

治法：祛痰豁饮，安神通窍。方用甘麦大枣汤、蠲饮六神汤及定志丸合剂化裁：

潞党参12克，建菖蒲5克，法半夏9克，赤茯苓10克，陈橘皮6克，远志肉5克，旋覆花6克，胆南星6克，广郁金6克，南红枣7枚，浮小麦30克，生甘草6克。

3月20日二诊上方连服5剂，颇获捷效，流泪、不语诸症已蠲，孑然来诊，不需陪人。但仍多痰。续用温胆汤加减再投，积年沉疴，遂获痊愈。

按： 本例为心神虚弱，痰饮阻滞心窍。言为心声，心气虚故不语；百病多因痰生，痰阻心窍亦不语，痰滞经络则身痛。治疗：用甘麦大枣汤以益心气，六神汤以蠲痰饮，定志丸以安神通窍。三方分工合作，竟获显效。

28. 神志病（二则）

（1）神志失常

周某某，女，34岁，新邵小南大东大队，1977年4月10日门诊。

患神志失常证一年，经中西医治，效果不显。刻下症见：头晕，多痰，不寐，心悸，多愁易疑，胆小如鼠，恐惧不能独卧，食欲不振，精神倦怠，郁郁寡欢，或独自兀坐，无故悲泣，状如神灵所做。种种怪症，不一而足。脉象沉滑，舌质淡红，薄白苔。脉症合参，证属痰滞心窍，虚实夹杂，所谓怪症生于一痰也。

治法：祛痰定志，补泻兼施。

台党参 10 克，砯茯神 10 克，远志肉 3 克，陈橘皮 3 克，北细辛 2 克，陈枳壳 3 克，旋覆花 6 克，法半夏 6 克，老川芎 3 克，制南星 3 克，生甘草 3 克。

上方连服 6 剂，失眠，恐惧等症大减，痰易咳出，转用柴胡龙牡汤加减：

北柴胡 10 克，生龙骨 15 克，生牡蛎 15 克，生黄芩 6 克，台党参 10 克，白茯苓 10 克，桂枝皮 6 克，法半夏 10 克，生大黄 6 克，辰朱砂 2 克，老生姜 3 克，南大枣 3 克。另用甘麦大枣汤常服。

上方服 7 剂，诸症悉止，但不时复发。自此以后，捡前列两方，交替服用，停停打打，约服 50 余剂，病告痊愈。

按：本例初用定志丸合导痰汤以祛痰定志，继用柴胡龙牡汤以镇静安神，复合甘麦大枣汤甘以缓急。《伤寒论》柴胡加龙骨牡蛎汤，功能镇逆降气，镇静安神，凡因阳虚饮结及肝胆失调所引起之惊悸及癫、狂、痫，治以此方，确有一定效果。笔者凡遇癫痫，癔病及神经衰弱等证，辄用本方加减以治，大抵获效。

（2）癫证

解某某，男，30 岁，工人，长沙市电机厂，1981 年 5 月 20 日初诊。

患者之母代诉：四年前因夜见两黑影受惊患病神志错乱，时发时止。去年 11 月病情加剧，胡言乱语，变化多端。心烦易怒，打人毁物，无故外出逃窜，夜入深林荒塚，不解恐惧，常自高位置，不可一世，高谈阔论，诋訾古今，人不敢指摘其隙。某某精神病院诊断为"精神分裂症，"收入住院 75 天。出院后，表情呆滞，反应迟钝，头晕，腹胀痛，手足僵硬不灵，语无伦次，神昏嗜睡，口中和，食纳减少，咳嗽，时吐清涎，二便尚可。脉象沉滑，舌质裂纹，舌苔灰黑。脉症合参，证属痰火阻窍，神明失主。

治法 ： 祛痰开窍，理气醒神。方用六神汤加味：

法半夏 9 克，广陈皮 5 克，白茯苓 10 克，石菖蒲 8 克，远志肉 5 克，鲜竹茹 6 克，藁本 6 克，代赭石 15 克，胆南星 4 克，台乌药 10 克，香附子 10 克，生甘草 3 克。

停服一切西药。

5 月 26 日二诊，上方连服五剂，咳嗽，吐痰及腹胀痛减轻，食纳增加，唯觉身胀。脉象弦滑，舌质同前，白苔。方既对症，毋事更换。

原方去乌药，加嫩桑枝 15 克，丝瓜络 10 克，旋覆花 9 克，再投。

6 月 2 日三诊，上方连服五剂，除睡眠不熟，精神不振外，余皆正常。

法半夏 10 克，陈橘皮 6 克，云茯苓 10 克，青竹茹 6 克，陈枳实 6 克，生龙牡各 20 克，干百合 30 克，紫苏杆 8 克，酸枣仁 10 克，生甘草 3 克。

6 月 9 日四诊，服上方 5 剂，诸证悉已。用六君子汤加远志、建菖蒲、枣仁以善其后。

按：越人曰："重阴者癫，重阳者狂。"王太仆曰："多喜为癫，多怒为狂。"本证初起心烦易怒，夜深外走，辄自高贤，重阳证也；继则神志呆滞，昏昏嗜睡，语无伦次，由重阳而转为重阴证也。总之皆由痰火壅塞心窍，神明不得出入，主宰失其号令所致。故始终用祛痰开窍，理气清火之剂，取得捷效。

29. 寒湿吐血

曾某某，男，56 岁，新邵寺门公社梅子大队，1978 年 12 月 16 日门诊。

患者年近六旬，体尚强壮，惟素患胃病，脘腹胀痛无时，初不介意，迄至今冬，邪寒侵袭，一旦骤罹吐血，不时冲口而出，血溅殷红，满地狼藉。畏冷，不渴，食纳不佳，二便自可。脉象沉迟弦紧，舌淡，无苔。脉症合参，证属水寒土湿、凝瘀上涌、所谓阳虚阴走是也。

治法：降逆散寒，培土泄湿。方用理中汤合黄坤载灵雨汤：

台党参 10 克，云茯苓 10 克，炒冬术 10 克，法半夏 10 克，烧干姜 6 克，侧柏叶 10 克，牡丹皮 9 克，炙甘草 6 克。

本例吐血，由中下寒湿、凝瘀上涌所致。故用党参、甘草补中培土；苓、术、干姜去湿温寒；柏叶清金敛肺、丹皮泄木行瘀；理脾必先制肝，自为不易之法。尤当重用半夏以降胃逆，使血有下行之路，循行经络而不上涌。

上方仅服 2 剂，霍然血止。旋因烧火呛咳，又复吐血一二口，仍服原方而止。终以生脉六君以善其后。

按：《四圣心源》云："吐衄之证，总以降胃气为主，胃气不降，原于土湿，土湿之由，原于寒水之旺，水寒土湿，中气埋郁，血不流行，故凝瘀而紫黑，蓄积莫容，势必外脱，土郁而无下行之路，是以上自口出，凡呕吐瘀血，紫黑成块、皆土败阳虚，中下寒湿之证。"谓吐衄皆由寒湿所致，颇非通论，亦有火热迫血妄行而致者居多，尤宜辨证论治，参虚劳咯血案。

30. 外感咯血

孙某某，男，63 岁，新邵县土桥公社毛刀大队，1968 年 5 月 12 日诊。

外感后，脉静身凉，无表热身痛，口中和，略能进食，二便通畅，惟咳嗽痰血不愈，血色淡红，质稀薄。先用西药抗生素及中药十灰散治疗，皆不见效。脉象沉弱而数，舌质淡薄白黄苔。脉症合参，此为气虚不能摄血，阳虚阴走之证。

治法：益气和血，清热敛阳。选用竹茹汤以治之：

台党参 10 克，漂白术 10 克，全当归 10 克，杭白菊 10 克，老川芎 5 克，枯黄芩 6 克，表竹茹 9 克，中安桂 4 克（研末冲服），生甘草 3 克。

方中参术甘草以益气，芎归芍药以和血，竹茹、黄芩清上焦之壮火，肉桂导虚阳下行归气。寒热合用，气血平调，制方之意，具有对立统一之朴素辩证法则，治上下失血，无不宜之。

服上方咯血即止，未更复方。

按：气为血帅，血之行止顺逆，皆由气常而行之，今病主于气虚不能摄血，徒清热凉血，攻伐无过，是南辕北辙，宜其无效。且少火生气，过用清凉，有害少火，虚虚之竭，危生眉睫，不惟无益，且又害之。故前用抗生素及十灰散不效，因其药过凉，乃转用益气和血便收捷效。方药对证与否，关系病之好坏，其间不容丝毫假借。临证之际、胆大心细，其可忽乎。

31. 咳嗽痰血

王某某，女，26 岁，邵阳专区歌舞剧团，1965 年 2 月 16 日诊。

患者素有咳嗽史，值月经前后加剧。此次咳嗽十余日，日益加重，五天以来，驯至咳嗽痰中有血，呼吸气促，胸膈痞满疼痛，饮食不思，便尿尚可。脉沉细数，苔质正，少苔。脉症合参，证属久咳郁热伤肺，浸及营血。

治法：祛痰理气，清热和血。用《仁术便览》咯血方加减：

全当归 10 克，生地黄 10 克，杭白芍 10 克，法半夏 8 克，白茯苓 10 克，川贝母 5 克，净知母 6 克，信前胡 9 克，苦桔梗 5 克，麦门冬 10 克，全瓜蒌 10 克，生甘草 3 克，老生姜 3 片。

2 月 18 日二诊上方连服 3 剂，血止咳减。效不更方，原方略予增减再投，其病寝息。

按：《仁术便览》咯血门，仅举上列咯血方一则，足证此方乃古人经验有效之方。故余临症以来，凡遇咳嗽痰中有血腥，而无其他并发症者，不问病名，辄投此方随症加减一二味，辄收山鸣谷应之效。余师兄何君致潇，亦用此方治愈咳嗽痰血数例，益足以证明此方之效果。

32. 肺热咯血

刘某，男，50 岁，1979 年春诊 。

患者原有慢性支气管炎史，身肢瘦弱。79 年春因感冒咳嗽，继则咯血盈杯，口渴，食纳不佳。脉象浮数，舌质红，无苔。脉症合参，证属外邪入肺化热，热邪灼伤肺络。正如《指掌》所谓："咳血者，火乘金位，肺络受伤"是也。

治法：清宣肺热、兼泻肝火。

炒荆芥 6 克，桑白皮 10 克，地骨皮 10 克，炙紫菀 10 克，旱莲草 10 克，仙鹤草 10 克，光杏仁 9 克，白茅根 15 克，浙贝母 6 克，枯黄芩 6 克，生甘草 3 克，蛤岱散 6 克（兑）。

连服三剂血止咳减。继用桑叶、花粉、沙参、山药、扁豆、浙贝等清养肺胃之剂，调理收功。

按：本例病机为热伤肺络，李用粹曰："热壅于肺则咳血，久嗽损肺亦能咳血，壅于肺者易治，不过消之而已；损于肺者难治，久成痨病。"此证属热壅于肺，尚为易治，凡血越上窍，皆阳盛阴虚，有升无降，俱宜补阴益阳，气降而血自归经。愚仿此治血大法而用药，竟获捷效。

33. 鼻衄

袁某某，女，29 岁，新邵基建公司，1966 年 3 月 9 日诊。

患者素病鼻衄。此次旧病复发已 3 天，鼻衄盈杯。伴见：头晕、口渴，心烦，大便不畅，小溲黄热。脉象弦数，舌红无苔。脉症合参，证属肝火上炎，肺络损伤。

治法：平肝清热，润肺降逆。方用费伯雄《医醇賸义》中豢龙汤：

羚羊角 3 克，（磨兑）龙牡蛎 15 克，金钗斛 9 克，北沙参 9 克，麦门冬 9 克，川贝母 5 克，夏枯草 6 克，牡丹皮 5 克，炒荆芥 5 克，淮牛膝 9 克，茜草根 6 克，白茅根 15 克，薄荷叶 3 克，藕（缺，用藕节 9 克，代）。

一剂衄止。

按：杂病衄血，责热在里，热壅经络，迫血妄行而出于鼻。费伯雄云："鼻衄之证，其平日肺气未伤，只因一时肝火蕴结，骤犯肺穴，火性炎上，逼血上行……予制豢龙汤一方，专治鼻衄，无不应乎而效，数十年历历有验。"沈仲圭氏谓豢龙汤为费氏一生经验之结晶，专治鼻衄，平稳可靠。通过临床实践检验，洵非虚誉。

34. 血热鼻衄

袁某，女、29 岁，新邵工程基建公司，1966 年 11 月 2 日诊。

夙有鼻衄史。昔年衄发甚剧，愚以费伯雄豢龙汤治之而愈。丙午冬，旧病复发如昔，十日衄不止，并见头晕目眩，口渴，尿赤等症。脉象弦数，舌红、薄黄苔。脉症合参，证属血热鼻衄。

治法：清热凉血，引血归经。费氏豢龙汤仍为对证，惟因方中羚羊角价贵难觅，改用《医学集成》治鼻衄方：

白茅根 30 克，细生地 8 克，全当归 9 克，焦山栀 9 克，生白芍 9 克，香附子 9 克，山木通 6 克，炒荆芥 6 克，禾笔花 4.5 克。嘱咐三剂。后患者因他病就诊，得知服前方后，鼻衄即止。

按：患者之夫声哑，复与翁姑勃溪，是以情怀抑郁，肝郁化火，除鼻衄外，且有经讯失调。审知此证属肝火郁结，骤犯肺经，火性炎上，迫血妄行，损伤阳络，血溢于鼻。上列治鼻衄方，系刘清臣《医学集成》之经验方，余仿用之，凿凿有效。

35．肠风下血

陈某某，女，17 岁，新邵太芝庙，1966 年 4 月 11 日诊。

起病 5 天，便下清血，入圊频数，四肢热，腹痛，口渴，呕逆，食欲不振。曾服西药，诸症依然如故。脉象濡数，舌红，黄白腻苔。脉症合参，证属肠风下血，系风邪犯于肠胃，与湿热相搏所致。

治法：辛凉熄风，苦寒清热燥湿。方用槐花散加味：

炒槐花 9 克，炒侧柏 6 克，黑荆芥 5 克，白芍药 6 克，陈枳壳 6 克，广木香 3 克，川黄连 2 克，川黄柏 2 克，炮干姜 2 克，川椒 3 克，甘菊花 6 克，法半夏 3 克。两剂霍然而愈。

按：《准绳》云："或外风从肠胃经络而入客，或内风因肝木过旺而下乘，故曰肠风，风有以动之也。外症腹中有痛，所下清血纯血，当先解肠胃之风邪，次分内外以调理，内风用胃风汤，外风用槐角丸。"方书皆谓本证病因于风，余曰必夹湿热。盖风为阳邪，入侵肠胃，与水谷之湿相搏，郁积化为湿热，势所必然。湿热阻滞阴络，阴络之血，附着不运，络裂而出，形成阴络伤而便血。故余治是证，用苦寒之味，清热燥湿，取得如影随形之效果。

36．火旺便血

孙某某，男，10 岁，新邵酿溪镇大圹大队，1968 年 9 月 5 日诊。

患儿便血近 1 年，一向嗜食咸辣，食纳欠佳，身体瘦小，面色萎黄。脉象沉数，舌质红，无苔。脉症合参，证属阴虚火旺，迫血妄行。

治法：清热凉血，开胃止血。选用《景岳新方》之约营煎加味：

生地黄 9 克，白芍药 9 克，川续断 6 克，新芥炭 6 克，地榆炭 9 克，子黄芩 6 克，炒槐花 9 克，肥乌梅 3 克，焦白术 6 克，炮姜炭 1.5 克。

服上方 2 剂，其血即止。

按：《本经疏证》谓盐能"耗精泣血"，精伤则阴亏火旺而动血，此即为便血之因。阴亏火旺，其病虽久，不宜骤进温补。脾虚食差，偏用寒凉，则又不宜。故用约营煎加炮姜、焦术以为反佐。

37. 湿热便血

申某某，男，34岁，新邵合作工厂，1966年10月27日诊。

咽喉干燥为时一周。时喜热饮，昨日突然便血，日二三次，血色瘀暗。脉象滑数，舌质红，黄白腻苔。脉症合参，证为湿热蕴于大肠所致。

治法：清热利湿，兼滋肺肾之阴。

细生地15克，麦门冬9克，炒槐花6克，黑荆芥3克，子黄芩9克，川黄柏6克，炮干姜3克，炒栀子9克，漂白术9克，香白芷9克，炒地榆12克。两剂而愈。

按：肾脉上系咽喉，又喉与肺连，肺肾有热，故咽喉干燥。肺与大肠相表里，肺热移注大肠，火盛迫血妄行，故便血；因热而兼湿，故血色瘀暗而喜热饮。便血湿热证，愚用槐花散合黄连解毒汤，苦寒清热燥湿，随症加菊花、白芷、炮姜，川椒等品，殊少闪失。

38. 湿热便血脱肛

雷某某，女，4岁，新邵严圹公社马河大队，1967年7月12日诊。

患便血无度，继则脱肛。曾经当地诊所中西针药治疗，为时两月，迄无效验。指纹青紫，舌质红，黄白苔，面肿色黄。指纹症状合参。证属：湿热下注，脾气不升。

治法：清热燥湿，升举脾气。方用黄连解毒汤合槐花散加减：

云黄连2克，川黄柏5克，子黄芩5克，黑栀子3克，炒槐花6克，炒荆芥5克，陈枳壳3克，绿升麻2克，漂白术6克，川椒2克，炮干姜2克，刺猬皮3克，甘菊花5克，鸦胆子1克（去壳，建元肉包吞）。

方中黄连解毒汤苦寒燥湿清热，且能厚肠；风淫于内，治以辛凉，菊花禀秋金之性，能入庚金大肠，伍荆芥之辛，适得辛凉熄风之旨。槐花、刺猬皮、鸦胆子皆有制止肠血之力。恐诸药性寒，故以川椒、炮姜辛热以监制之。因脱肛，复以升麻、白术以升举中气。上方连服3剂，诸症痊愈。

按：本例为湿热下注大肠，脾为湿热所困，气陷不升，故发为便血脱肛。黄连解毒汤合槐花散，治湿热所致之肠风下血、慢性痢疾、痔疮下血及肛门下脱等证，皆有效验。

39. 脾虚便血

彭某某，男，70 岁，新邵酿溪镇合作商店，1967 年 3 月 19 日初诊。

患者古稀之年，便血已延匝月，便时肛门下垂，便后须以手托入。食欲不振，肢体倦怠。脉象缓弱，舌淡，少苔，面色萎黄无华。脉症合参，证属脾气虚弱，运化统摄失职。

治法：健运中州，收摄脾气，俾中焦健运，斡旋自如，诸症不治自已。选用张景岳寿脾煎加味：

西党参 15 克，漂白术 10 克，怀山药 12 克，白莲肉 2 克，全当归 10 克，酸枣仁 10 克，炮干姜 4 克，肥乌梅 6 克，北五味 5 克，炒地榆 10 克，炒槐花 10 克，炙甘草 5 克。

3 月 24 日二诊，服上方血止，但觉颈部空痛。此亦中气不升所致，继用顺气和中汤：

北黄芪 10 克，台党参 10 克，炒白芍 6 克，全当归 10 克，陈橘皮 3 克，北柴胡 5 克，天升麻 2 克，蔓荆子 6 克，老川芎 5 克，北细辛 2 克，焦白术 10 克。

服上方头痛亦愈。

按：脾主运化，统血而性上升。今脾虚下陷，统摄运化失职，是以便血，脱肛，食纳少思；且脾为气血滋生之所，脾虚不能宣五谷之气于四肢、百骸，故面色萎黄，肢体懈怠，脉弱，舌淡。

40. 尿血

曾忆先君云川公健在时，承趋庭之教，尝言昔年治樊某尿血，口渴心烦。脉数，舌红，无苔。脉症合参，断为心热遗于膀胱。

治法：清热止血，以利血止。方用程山龄阿胶散：

阿胶（水化开冲服）9 克，丹参 10 克，生地 10 克，粉丹皮 6 克，麦门冬 6 克，全当归 10 克，黑山栀 6 克，血余炭 3 克。服上方逐愈。

按：查程氏《医学心悟》论尿血病机云："心主血，心气热则遗热于膀胱，阴血妄行而尿出焉。又肝主疏泄，肝火盛，亦令尿血。清心，阿胶散主之；平肝，加味逍遥散主之。若久病气血俱虚即见此症，八珍汤主之。"

又长男应旎治从孙年方十余岁，七六年冬患尿血如注，绝无痛楚，不渴，食可。脉沉细，舌质正无苔。脉症合参，断为肾虚。

治法：补肾止血。以《评琴医屋书略》治尿血方与服：

炙龟板30克（先煎），菟丝子12克，大生地15克，鹿角霜10克（先煎），全当归5克，白莲肉15克（连心用打破），乌梅炭2个（醋泡洗）。

服上方即愈。

按：番兰坪云："尿血之源，由于肾虚，非若血淋由于湿热，其分辨处以痛不痛为断，痛属血淋，不痛属尿血。余订是方施治颇效。且此方不但治尿血，方中乌梅炭、当归、菟丝子皆倍用，生地改用熟地，其当归、莲肉二味，同用黑米醋煮透，炒干，妇女血崩久不愈尔曾迭效。"沈仲圭按："本方以补肾止血为主，但鹿角与龟板同用，不仅补肾阴，而亦补肾阳，尿血属肾虚者，自是合宜。"综观上述治尿血四方，一用清心止血，一用平肝止血，一用补肾止血，一用双补气血止血，虚实不同，治法亦异，异曲同工，殊途同归。足证辨证论治之重要，有如此者。

41. 肝热尿血

黄某某，女，10岁，1977年4月27日门诊。

患儿于去年十月发现小便下血，色红呈块状。经地区医院治疗，用青霉素、四环素等药，溲血遂止。今年4月19日，旧病复发，再次下血，血色红，或呈紫黑块，量多如注，次数频仍。先后赴县人民医院、地区人民医院、地区防治医院诊治，检查生殖器，未发现出血病灶，小便检查亦大致正常，诊断莫名。治疗效果不佳。患者之父背负前来就诊，自诉小腹胀痛，尿血未止，小溲涩痛，大便尚可，发热口渴，纳差。脉象沉细弦数，舌质红，无苔，面色萎黄，目白睛色青，血色素5克。脉症体征合参，证属肝经湿热，血热妄行。

治法：清热利湿，泄肝止血。用龙胆泻肝汤加减：

龙胆草3克，肉栀子6克，生黄芩5克，北柴胡5克，怀生地10克，建泽泻3克，青蒿3克，小蓟6克，白茅根10克，生甘草3克，车前草5克。

4月30日二诊，服上方三剂，下坚硬血块如指大者数枚后即止。赓服归脾汤加首乌、枸杞、二至丸以培脾肾。

按：胞移热于膀晓，则尿血，是尿血多为热致。前阴仅二窍，今患者曾经检查生殖器未发现出血病变，则血由膀胱而致无疑。方出皆谓痛者为淋，不痛者为尿血，今下血如注，时痛时不痛，溲时涩痛，可能为气常血阻而发。且小便检查未发现异常，其为尿血而非淋证则又无疑。肝脉抵少腹络阴器，患者少腹胀痛，小溲涩痛，其病位在肝可知。缘肝藏血，主疏泄，肝为湿热所困，有忝职守，肝不藏血，血热妄行，故尿血；肝失疏泄，故小溲涩痛。

42. 不寐（二则）

（1）

杨某某，女，28 岁，新邵毫塘公社卫生院药剂员，1978 年 4 月 29 日门诊。

患者原有头昏、不寐史，反复发作，情绪激动，旧病复发，为时已五年；又有腰背痛史亦已多年。今妊娠 8 月，腰背疼痛，不寐，迁延 30 余日，通宵不能入睡。曾在当地卫生院服中药多剂，效果不显。惟每夜服氯丙嗪以期安睡，为时半月，虽能入睡，但仍睡眠不熟，梦寐多端，恍惚不安，伴见口苦口渴，小便频数，大便干结。诊得脉象滑数，舌质正常无苔。脉症合参，证属阴阳失调，阳不入阴，肝气不敛而所致。

治法：宜交通阴阳，镇纳肝阳。疏半夏汤合不睡方加味：

法半夏 12 克，夏枯草 12 克，干百合 30 克，紫苏杆 10 克，桑寄生 15 克，川续断 12 克，高粱米 1 撮，水煎服。

嘱服 2 剂，再服 1 剂，当晚即熟睡 2 小时；翌日 2 剂服完，入夜酣睡甚适，已如常人。一扫"长夜漫漫何时旦"之苦。

按：此方为《内经》半夏汤（半夏、秫米）及《医学秘旨》不睡方（半夏、夏枯草）加味。半夏汤治痰饮客于胆府，自汗不得睡。半夏汤之主要功能在于交通阴阳。《本经疏证》谓：半夏能夹人身正气自阳入阴。《内经》所谓卫气行于阳，不得入于阴，为不寐，饮以半夏汤，阴阳既通，其卧立至。半夏汤中之秫，即今高粱。《本草纲目》谓：能治阳盛阴虚，夜不得眠，取其益阴气而利大肠，大肠利则阳不盛矣。半夏、秫米皆有调阴阳盛衰作用，相须为用，其力益胜。《冷庐医活》转载《医学秘旨》之不睡方，即半夏和夏枯草。李时珍谓：夏枯草禀纯阳之气，补厥阴血脉，能以阴治阳。肝藏血，藏魂，肝血既足，肝阳不亢，则肝魂内守，自然能寐。加用百合、苏杆之义，陈修园《医学实在易》言之颇详，谓："不寐证，经文外金匮主肝魂不守，宜用酸枣仁汤。余以阳不归阴，用干百合 50 克、紫苏叶 10 克，龙骨、牡蛎、茯神、枣仁之类，随宜加入。"综观上述诸药，归到一点来说，不外调整阴阳盛衰出入而已。不寐原因多端，总以阴阳升降出入，盛衰失调为主要病机。故余用上述半夏汤加味交通阴阳，随不同见症，予以加减，用治是证，屡收捷效。

（2）

任某某，男，51 岁，住严塘区大富坪。

患者因长期不寐，于 1966 年 7 月 16 日住院。自述去年十二月起病不寐，逐渐加重，甚至通宵不能瞑目，耿耿残灯，辗转待旦，迄今八月。伴见自汗漉漉，食欲不香，时吐涎沫。因不寐既久，精神日益倦怠，耳鸣头晕。脉象缓，舌质正常，舌苔薄白。曾先后服用温胆汤、养心汤及桂枝龙牡汤等镇静安神之剂，皆无效验。窃思"胃不和则卧不安""阳不入于阴故目不瞑"。此证不食头晕而吐涎沫、乃痰浊中阻，胃不和降之征；自汗如注，系阴阳不交之象。从其伴随症状分析，不寐之因、端在阴阳失调，治宜调和脾胃，交通阴阳。但调脾胃，交通阴阳之方殊多，应以半夏汤为首选。因疏半夏汤重加百合：

法半夏 12 克，秫米 30 克，干百合 30 克。

水煎服，当晚即能安睡，其功效之捷，匪夷所思。但汗出仍多，原方重加茯苓，其汗亦止。自此食纳有加，精力日益振作而出院。

按：张锡纯曰："内经之方多奇验，半夏秫米汤取半夏能通阴阳，秫米能和脾胃，阴阳通，脾胃和，其人即可安睡。"以余经验证之，半夏汤确有复杯而安之效。古人之言，诚不我欺。

43. 湿阻不寐

张某某，男，37 岁，湖南省委工作队干部，1977 年 6 月 11 日门诊。

患不寐多梦数月，近日来干呕不食，手足倦怠无措。脉象濡缓，舌质嫩胖，舌苔白腻。曾用温胆汤加镇静安神之剂，效果不显。反复揣摩，此证脉濡而苔腻，显然湿阻中焦，故干呕不食，胃不和则卧不安，因湿阻胃府，胃脉上通于脑，故不眠多梦。辨证用药颇不龃龉，何以不效？非药不中的，乃力不及毂也。《素问·至真要大论》谓："气有高下，病有远近，证有中外，治有轻重，适其至所为故也。"仍当在原方意基础之上，加重祛湿之剂，俾源清流洁，则不寐多梦，不治自已。

治法：祛湿和胃。用三仁汤化裁：

光杏仁 10 克，白蔻仁 5 克，春砂仁 5 克，川厚朴 6 克，山木通 5 克，滑石块 15 克，法半夏 10 克，藿香杆 6 克，佩兰叶 10 克。

连服 5 剂，梦寐得安。继用化湿和胃之剂，腻苔亦除。

按：方书言痰阻不寐者，层见叠出，而湿阻不寐者，颇为少见。惟《会约医镜》则曰："《灵枢》曰：'阳气尽，阴气盛则不寐。'是寐本乎阴，神为主也，神安则寐。而神之所以不安者，有实有虚，实者邪气之扰乱也，如外有风、寒、暑、湿之邪，内有痰、火、水、气、忿怒之邪，去其邪而神自安。"此言水、湿、痰皆能令人不寐。要知水、湿、痰同源异流，痰能令人不寐，湿亦可致不寐。故本例用祛湿而获效。足证治病必求其本，而伏其因，益信辨证论治之重要性，殊不容稍忽。

44. 痰阻不寐

姜某某，男，40 岁，某某军分区干部，1976 年 3 月 2 日门诊。

自诉：不寐已匝月，伴见头晕心悸，声音重浊，余无所苦。脉象弦滑，舌质略胖，白苔，面色㿠白。四诊合参，证属痰饮中阻，心肾不交，阳不入于阴所致。

治法：和胃化痰，燮理阴阳。疏自制四合汤以消息之：

法半夏 12 克，陈橘皮 6 克，云茯苓 12 克，陈枳实 6 克，青竹茹 6 克，紫苏叶 6 克，干百合 30 克，高粱米 30 克，夏枯草 9 克，生甘草 3 克。嘱咐服 3 剂。

上方连服 3 剂，服 1 剂即能酣睡，3 剂服光痊愈，未变更方。

按：本例之病因为痰饮中阻，病机为阴阳升降出入失调，心肾不交，阳不入于阴所致。不得以不寐兼见头晕、心悸、面白等症，误诊为心脾气血虚弱，而用归脾、养心等方，病必不除。盖心脾气虚，可见不寐、头晕、心悸等症，而痰饮亦可见上述症状。二者须从脉舌体征上加以鉴别。此证系痰饮扰人心胆所致。《证治要诀》所谓："痰在胆经，神不归舍。"《类证治裁》所谓"痰饮沃心，以致心气不足"是也。丹溪曰："无痰不作眩"。说明头晕为痰饮所致，痰饮豁除，则阴阳平秘，诸症自已。

45. 肾虚遗精

何某某，男，22岁，新邵严圹公社刘文大队，1976年仲夏门诊。

患者年届弱冠有奇，伉俪尤虚。青年罔知摄生，欲心邪念，日慕少艾。初则心有所思，相火妄动，夜梦遗精；为时既久，驯至肾气渐丧，精关不固，寐则滑精。伴见头昏，腰痛，精力虚弱，鸠形鹄面，嗒然如丧神守。脉象沉弱，舌质淡，无苔。脉症合参，证属心肾不交，肾虚精滑。

治法：亟宜补肾固精，以塞遗泄。书六味地黄丸合金锁固精丸加减：

生地黄5克，怀山药12克，白茯苓10克，山萸肉10克，粉丹皮5克，莲子须5克，芡实肉12克，煅龙骨15克，煅牡蛎15克，沙蒺藜12克，苦参10克，北枸杞12克，炒刺猬皮10克。

连服5剂，颇建奇功，滑精顿减，头晕，腰痛悉蠲。接方去苦参加定志丸、桂枝龙牡汤代裁，守服此方而愈。

按：本例由神思不静，离火不能下交于肾，肾阴虚弱，坎水不能上济于心，从致心肾不交，遗泄频仍。正如张景岳所谓："精之藏制虽在肾，而精之主宰则在心。凡少年色欲之人，或心有妄想，外有妄遇，以致君火摇于上，相火炽于下，则水不壮而精随注。"况肾阴既虚，水不涵木，肝阴虚而肝阳益亢。肾司封藏，肝主疏泄，封藏失职，疏泄太过，焉有不遗滑无度者。尾闾不禁，沧海为竭，势必蜡炬成灰泪始干，岂仅神形索然而已。羸弱如斯，急如燃眉，故亟用补肾固精法，幸获捷效。

46. 阳虚遗泄

秦某某，男，30岁，新邵坪上，1964年3月22日初诊。

患遗精证，一二日一次，或一夕两次，甚至日间睡中亦遗，或有梦而遗，或无梦亦遗。头昏不寐，或睡梦不宁，饮食不佳，精神萎靡，四肢懈怠，形寒恶冷，为时经年。固摄、升提、养阴之剂，服之殆遍，俱无效验。脉象沉弱，舌淡无苔。脉症合参，证属气虚不固，肾阳衰微。

治法：补肾固气，以期泄止。仿余听鸿治遗泄固气法：

韭菜子6克，枸杞子9克，菟丝子9克，台党参9克，漂白术6克，鹿角霜15克，桑螵蛸9克，北黄芪9克，淫羊藿5克，巴戟肉6克，炙甘草3克，南大枣5枚，煨生姜2片。

3月29日二诊，服上方即见显效，七日中仅遗精一次。

赓用原元加山药、芡实、枣仁为丸内服，一月后，遗精基本已止，精神较前振作。终用大还丹（药略）一料，边工作，边服药，三月后，邂逅相遇，询知病已痊愈。

按：《余听鸿医案》治陆少云遗精三年，常用固气法，10剂而愈。余氏云："初起之遗，在相火不静，日久之遗，在气虚不固。"可见久病遗精，宜固气补肾是治。

47. 阳痿（三则）

（1）

曾某某，男，22岁，新邵花桥公社，1964年3月12日诊。

患者年仅弱冠有奇，尚未完娶，遂罹阳痿证一年。四处求诊，中西药物杂投，不效。以是胸怀梗芥，情绪烦闷。甲辰春，情急求治于愚。症见：阳痿不举，腰膝酸软，精神躁扰，余尚无不适，脉象沉细而弦。断为精血不足，命火衰微。

治法：补精壮阳。疏《局方》上丹煎服，不效。二诊疏丸方如下：

鹿角胶60克，菟丝子60克，棉杜仲60克，柏子仁60克，熟地黄90克，枸杞子90克，炒楮实90克，高丽参15克，生黄芪90克，肉苁蓉60克，巴戟天60克，怀山药90克，山茱萸60克，云茯苓60克，何首乌90克，覆盆子60克，五味子60克，天门冬60克，麦门冬60克，黑附子50克，大安桂30克。

上21味研末蜜丸，每服10克，日三次。嘱服后再议。之后，未来复诊，效否不明。又二年丙午盛夏，患者又病肝炎就诊，故询及前病，其称服前丸后，阳痿旋愈，故未复更方。且言入冬完婚。翌年，喜得震索。

按：秦伯未曰："阳痿多因少年新伤，命门火衰，精气虚寒，张景岳所谓火衰者十居七八。但与多用脑力，思虑过度，心脾受损，亦有密切关系。通治方多补精血，并结合血肉温润之品，如斑龙丸、二至百补丸、赞化血余丹、大补元煎、强阳壮精丹等，皆可选用。"本例综合上列诸方选药组方，在大补精血之中，加入补火之品，俾水煎而真阳不损。一帖取得满意效果，书以仅供参考。

（2）

屈某某，男，32 岁，新邵农业科，1962 年 9 月 29 日诊。

患者有肺结核史。少年曾犯手淫，近年发生早泄，本年三月逐渐阳痿，迩来更甚，阳事不举，伴见头昏腰痛，精力倦怠。脉象沉细，舌淡，少苔，脉症合参，证属肾阳肾阴两亏。

治法：滋阴益阳，以期痿止。用《太平惠民和剂局方》中之上丹加味：

菟丝子 9 克，五味子 12 克，枸杞子 9 克，蛇床子 6 克，怀山药 12 克，云茯苓 9 克，巴戟天 9 克，棉杜仲 9 克，肉苁蓉 9 克，柏子霜 9 克，北防风 9 克，淫阳藿 9 克，远志肉 6 克，百部根 9 克。嘱服 7 剂。

10 月 6 日二诊，甫服 1 剂，当晚即兴奋不眠，阅读书报，不知疲倦。7 剂服完，阳事勃起。

原方改为丸剂，竟收全功。

（3）

李某，男，30 岁，新邵水电局，1965 年 1 月 4 日诊。

患者三月前，输精管结扎后，无任何不适。近一日来，性欲衰退，阳痿不举，精力疲惫，头晕腰酸，饮食、二便自如，无外感症状。脉象沉弱，舌质正常，无苔。脉症合参，证属肾虚所致。

诊法：补肾益精，祛风润燥。用上丹加味：

菟丝子 9 克，五味子 12 克，蛇床子 6 克，枸杞子 9 克，怀山药 12 克，白茯苓 9 克，巴戟天 9 克，绵杜仲 9 克，肉苁蓉 9 克，远志肉 6 克，百部 9 克，北防风 9 克，柏子霜 9 克，山萸肉 9 克，淫羊藿 9 克。

服上方 7 剂，即恢复正常。

按： 阳痿证，大多属风燥湿热之邪，郁于气分，损伤肾阴肾阳。不宜过用壮阳之剂，反耗肾阴。上丹功能祛风润燥，分利湿热，补益肾中水火，祛邪扶正，两擅其长，药味平正，无偏胜之弊。故屡用多效。

48. 交感出血

李某某，男，52 岁，军人，河南新乡市，1980 年 5 月 10 日初诊。

患者自 77 年起，病睾丸及少腹胀痛，继见交感排精时，杂以出血，反复发作多次。此次于旬日前旧病复发，交感出血，血色鲜红或紫黑。晨起头晕，间或夜晚发热。食纳尚健，口干而喜热饮，大便自如，小便余沥不尽。舌质略胖，边有齿印，无苔，脉象沉细弦数。脉症合参，证属寒热错杂，肝肾气阴两亏。

治法：滋阴泻火，益气固摄。疏六味地黄丸合滋肾丸加味：

生地黄 15 克，淮山药 10 克，白茯苓 10 克，山萸肉 10 克，枸杞子 10 克，旱莲草 10 克，肥知母 6 克，上肉桂 3 克，黑栀子 10 克，淮牛膝 10 克，北黄芪 10 克，粉丹皮 6 克，鹿角霜 15 克，川黄柏（盐水炒）10 克。

5 月 15 日二诊，上方连服 5 剂，排精时出血好转。余症及脉舌同前。射既中鹄，不须改弦更张。

原方去黑栀、牛膝。加小蓟 10 克、川楝子 10 克、小茴 5 克，再投 5 剂。

5 月 23 日三诊，出血已全止，仍少腹痛，入夜烦热，口渴，不寐，腰疼。脉舌同前。以为阴虚偏盛。

六味地黄丸加柴胡、橘核、川楝子、牛膝、杜仲。

5 月 29 日四诊，烦热，口渴，不寐皆已，小便余沥亦除。但少腹痛未全止。舌质正，苔薄白，脉沉弦。此为热除而余寒未尽。

治法：暖肝理气。

全当归 10 克，嫩桂枝 6 克，台乌药 10 克，香附子 10 克，白芍药 12 克，小茴香 6 克，炒青皮 10 克，生甘草 3 克，老生姜 3 片，南大枣 3 枚。

连服 4 剂，诸症悉愈。

按：患者原病肝肾虚寒，症见睾丸及小腹胀痛，小便余沥不尽而舌胖边有齿印；寒久郁而化热，肝肾阴亏，阴虚则内热，以致肾之封藏不固；枕衾灿烂，欲念一兴，则君火动而相火亦随之翕然而动，二火相炽，迫精血以妄行，精为血化，溺于酒色者，精不及化而继之以血，此为交感出血之由，不难索解。故用滋阴泻火，益气固摄之剂，效如反掌。

49. 气虚耳聋

戴某某，男，46 岁，新邵供销社干部，1966 年 3 月 12 日诊。

患者左耳重听多年。匝月以还，由左耳重听而至两耳失聪，虽雷声不闻，询问病史须以文字传意。伴见目眩头晕，头痛畏风，常须以巾缠头，面肿肢冷，食纳不香，神疲力倦，心悸，腰疼，滑精阳痿。经某某专区人民医院治疗不效，意欲赴省城医院求治，神情焦躁，举棋未定。旁人怂恿其就治于愚。脉象沉弱而数，舌质淡，无苔。脉症合参，证属脾肾精气虚损，浊阴不降，清气不升所致。

治法：补阴通窍，升清降浊。因阳生于阴，欲求清气之升，必须阴精之助。所谓"阴者藏精而起亟，阳者卫外而为固也"。故先用耳聋左慈丸，继疏益气聪明汤加味：

北绵芪 10 克，台党参 10 克，漂白术 10 克，炙升麻 3 克，粉葛根 10 克，蔓荆子 6 克，盐黄柏 6 克，炒白芍 10 克，白茯苓 10 克，石菖蒲 9 克，炙甘草 5 克。

上方连服 5 剂，一朝突闻广播声，但只闻唧唧有声，尚不辨语言；继服 4 剂，即能高声对话；继续服至 15 剂，听力正常，其他各症，皆随症治疗，逐一蠲除。

按：《素问·阴阳应象大论》："东方阳也，阳者其精并于上，并于上则上明而下虚，故使耳目聪明，而手足不便也。西方阴也，阴者其精并于下，并于下则下盛而上虚，其耳目不聪明，而手足便也。"夫头为精明之府，阳气之所聚，若清升浊降，阳气敷布，若天日光明，阴霾潜消，则耳目聪明，身体轻劲；惟其阳气不布，阴浊肆逆，故耳为之聋，目为之眩，鼻为之塞，头脑为之昏愦作痛。《难经》三十九难谓五脏者，皆上关于九窍也，五脏不和，则九窍不通。今患者肢冷、不食、腰痛、精滑等症丛集，其为脾肾精气之虚，阳气不升，昭然若揭。清阳不升，则浊阴不降，故用升清之剂获取捷效。

50. 肾虚耳聋

余某某，女，54 岁，长沙市上大陇 98 号，1980 年 4 月 9 日门诊。

患耳聋、耳鸣、头晕一年余，左耳已失聪，右耳不鸣时略闻声响。全身乏力，四肢麻木，心窝部不适。饮食、二便尚可，经某某医学院断为神经性耳聋，迭用西药治疗无效，乃转我处门诊。诊得脉象沉细，舌红，无苔。脉症合参，证属肾虚耳聋。

治法：宜滋肾、潜阳、通窍。选用耳聋左慈丸加味：

熟地黄 15 克，怀山药 12 克，白茯苓 10 克，粉丹皮 5 克，建泽泻 6 克，山茱萸 10 克，枸杞子 10 克，五味子 6 克，石菖蒲 6 克，远志肉 5 克，磁朱丸5克（兑）。

4月15日二诊，上方连服5剂，据述服一剂后，耳聋即好转，5剂后已不觉耳聋，头晕、耳鸣诸症亦大为减轻，方既对证，毋事更辙。赓疏原方去丹、泽、加参、芪。嘱继服5剂，以资巩固。

按：心法谓："因肾通乎耳，所主者精，精盛则肾气充足，耳闻耳聪。"大全谓："若疲劳过度，精气先虚，四气得以外入，七情得以内伤，遂致聋聩耳鸣。"《证治汇补》谓耳病当"分新旧治之，新聋多热，少阳，阳明火盛也；旧聋多虚，少阴肾气不足也。"此例耳聋年余，多属肾虚。"肾气虚者败则耳聋，肾气不足则耳鸣。"故用六味地黄丸加枸杞、五味以滋肾水，石菖、远志通窍，磁朱丸镇坠浮游之火，遂获速效。

51. 中风

朱某某，女，45岁，新邵县花桥公社黄泥大队，1970年3月26日诊。

患者儿女绕膝，嗷嗷待哺。力事庄稼，操持家务，劳心劳力，真元故已早亏。际此草长莺飞，肝阳蠢动时，病中风喑痱，几濒于危，经某某医院抢救，方得出险履夷。但迁延匝月，仍语言謇涩，右半身不遂，痰喘浮肿，汤药鲜效，乃问治于愚。脉象弦细，舌红无苔。脉症合参，证属阴虚阳亢，痰湿阻窍。

治法：滋水涵木，祛痰开窍。仿费伯雄《医醇賸义》补真汤法予以化裁：

熟地黄15克，黑附片3克，山萸肉6克，全当归9克，天生神9克，杭白芍6克，远志肉3克，香独活6克，北丹参10克，金石斛9克，麦门冬9克，淮牛膝9克，川贝母5克，陈橘皮5克，法半夏6克，紫河车6克，老生姜3克，南大枣3枚。

守服上方，诸症基本告愈。

按：本例病机由肾阴虚弱，水不涵木，肝阳炽盛，脾不健运，停湿生痰。舌为心苗，言为心声，疾湿阻心，故言謇神昏；脾虚生痰，痰湿阻肺，肺气不降，故喘咳浮肿；风淫未疾，肝风鸱张，刑金忤脾，气血皆虚，故半身不遂。推究其原，皆因真阴不足所致，故用药着重补益真阴为主，佐以祛痰开窍，以治其标。

52. 半身麻木

李某某，女，44 岁，长沙市，1980 年 4 月 16 日诊。

患者眩晕，耳鸣，右侧太阳穴痛，右半身麻木，运动受限，时经数月，入夜尿频，多梦，傍晚腹痛数月。舌质淡红，无苔，脉象沉细弱。脉症合参，证属气血虚弱，虚风蠢动，经络阻滞，肌肉失养。

治法：补气益血，活络祛风。

北黄芪 15 克，台党参 15 克，全当归 15 克，熟地黄 15 克，活芍药 10 克，正川芎 6 克，怀牛膝 10 克，宣木瓜 10 克，制全虫 5 克，制僵蚕 5 克，嫩桑枝 15 克，白附子 6 克，炙甘草 5 克，川续断 10 克，鸡血藤 15 克。

方中保元汤补气，四物汤益血，牵正散合牛膝、木瓜、桑枝、鸡血藤活络祛风。

上方连服 10 剂，诸症悉已。嘱仍服 5 剂以资巩固。

按：本证属气血虚弱，虚风内动，经络凝滞，脏腑组织失其气血之温养所致。《证治汇补》曰："荣血虚则不仁，卫气虚则不用，不用不仁，即麻木之类欤。"又曰："麻木固荣卫之行涩，经络凝滞所致。其症多见于手足者，以经脉皆起于指端，四木行远，气血罕到故也。"盖肝藏血，体阴用阳，肝血不足，则肝阳迫索，血虚风动，上扰清窍，故头痛，眩晕，乃肝风掉眩之象。"气归精"，"精食气"，气虚则精亏，精气不上荣故耳鸣。"气主煦之，血主濡之"，"肝受血而能视，足受血而能步，掌受血而能握，指受血而能摄"。肢体麻木不用，即"荣卫行涩，经络凝滞，"失气血之灌溉温养故也。又肠失血濡则腹痛，肝阳不戢故梦多。总之为荣卫虚弱。故用补益荣卫，佐以活络熄风之剂，收效于指顾间。

53. 风痰眩晕

张某某，男，40 岁，军人，1977 年 11 月 13 日就诊。

患者日前屡次受寒，昨日突发头目眩晕，愠愠欲呕，平卧不能坐立，稍事运动，则如坐舟车，如登云梯，天地旋转，无以自控。体质丰腴，脉象沉滑，舌质淡胖，舌苔白腻。脉症体质合参，证属风痰眩晕。

治法：祛痰化湿。遂书芎辛导痰汤与之：

老川芎 5 克，北细辛 3 克，法半夏 10 克，云茯苓 10 克，陈橘皮 3 克，制南星 4 克，小枳实 4 克，生甘草 3 克，老生姜 3 片。

水煎服。二剂霍然而安。

按：因痰湿阻滞胃腑，胃失和降，则恶心欲呕；胃脉上通于脑，胃脉为痰湿所阻，清阳不升，浊阴不降，头脑失气血之滋养，故眩晕不支。所谓"无痰不作眩"，"九窍不利，皆肠胃之所生"是也。

芎辛导痰汤不仅为治痰厥头痛之良法，治痰厥眩晕，亦常见奇效。笔者凡遇痰厥头痛，眩晕，辄用此方加减。

54. 水饮眩晕

肖某某，男，24 岁，新邵大明照相社，1966 年 3 月 13 日诊。

原患水肿腹胀，经治疗，水肿已消。仍头目眩晕，心悸，摇摇如悬旌，咳嗽，呃逆，肠鸣，腹胀而痛，且筑筑冲动不安，多方不效。脉象沉紧，舌质淡胖，边有齿痕，白苔满布。脉症合参，证属脾肾阳虚，水饮肆逆。

治法：健脾温肾，引水归壑。书真武汤加味：

黑附片 9 克，赤茯苓 12 克，漂白术 5 克，炒白芍 9 克，北细辛 3 克，北干姜 5 克，北五味 3 克，老生姜 3 片。

上方连服 5 剂，诸症瞥然潜消。

按：本例水肿消退，诸症丛生，现思半晌，恍然大悟：其病原为水饮泛滥，今肿虽初愈，而眩晕、咳嗽、心悸、腹胀、肠鸣诸症仍然缠绵不愈，皆因余波未静为患。盖脾胃阳虚，水停中州，故腹胀痛而肠鸣；水饮上逆，凌于心，故心悸；凌于肺，故咳嗽；无痰不作眩，水与痰同类，水邪阻滞上通于脑之经脉，故眩晕。见症虽多，其因总是水饮肆逆。此为真武汤的证，故用加味真武汤，竟收山鸣谷应，花摇影动之效果。

55. 气虚眩晕

李某某，女，25 岁，新邵百货公司，1967 年 7 月 28 日诊。

患者素禀体弱，身体瘦损。年来头晕目眩，甚至昏仆，倦怠无力，精神不振，食纳不香。脉象沉弱，舌质淡，无苔，面色㿠白无华。脉症合参，证属气虚眩晕。

治法：补中益气，以期眩止。方用补中益气汤加味：

北绵芪 12 克，西党参 12 克，漂白术 9 克，新会皮 5 克，绿升麻 3 克，北柴胡 6 克，全当归 9 克，老川芎 5 克，炙甘草 5 克。

服上方，诸症悉减。续用黑归脾汤加减，眩晕乃止，形作健壮，精神焕发。原有痫症，身体增强，痫症亦较前少发。

按：眩晕证分虚实：实证如肝风、痰湿之类。所谓"诸风掉眩，皆属于肝。""无痰不作眩"是也。虚证有气虚、血虚、精虚等类，所谓"无虚不作眩"，"髓海不足，则脑转耳鸣"是也。气虚眩晕者，因头为清阳之府，如阳气不足于上，清府空虚，故发为眩晕。治宜补中益气，以升举其清阳为是。且脾主中州，为后天之本，肝肾左升，心肺右降，心肾相交，全赖中土为之斡施，东垣之重脾胃，良有以也。故余遇气虚眩晕，或气虚头痛，辄用调补中州而获效者，不胜指屈。

56. 血虚眩晕

李某某，女，28 岁，新邵印机厂，1975 年 8 月 31 日门诊。

患者青春之年，素作强健，坐是常恃身强，失于调摄，数九寒冬，不披棉衣，雪花纷飞，恒用冷浴，冒受凄怆之寒，久而致病。去岁结婚，今已妊娠八月，体渐颓羸，症见：面色㿠白，头目眩晕，步履趔趄，几濒昏仆。脉象沉细弦，舌质淡红，无苔。血液检查：血色素 7 克，脉症合参，证属血虚眩晕。

治法：补益心脾，以止眩晕。选用归脾汤加枸杞：

北绵芪 12 克，潞党参 12 克，漂白术 10 克，当归身 10 克，白茯苓 10 克，炙远志 5 克，广木香 3 克，北枸杞 12 克，酸枣仁 10 克，建元肉 5 克，炙甘草 5 克。

上方连服 10 剂，其病霍然而愈，足月震索得男。

按：患者本身血亏，益以妊娠，血营于胎，无以上营于脑，故发为血虚眩晕。夫脾胃为水谷之海，气血生化之源，故欲补气血，必先健脾以资化源。又血生于气，有形之血难补，几希之气易生，欲补血者，尤应先补其气。冯元成《上池杂说》云："人之一身，饮食男女，居处运动，皆由阳气。若阴气则随阳运动，而主持诸血者也。"盖气为血，理之自然，稽考成方，集健脾补气，补气生血于一方者，莫若济生归脾汤，于证始惬，故本例用归脾汤加味，竟收捷效。

57. 肝风眩晕

肖某某，男，26岁，新邵孙家桥，1967年1月21日。

三月以来头痛，眩晕，心烦，不寐，即或入睡，亦梦寐多端，且易惊醒，咳嗽痰盛，食纳不香，四肢震颤，肌肉眴动，胁肋胀痛，夜多小便，大便溏薄。脉象沉弦、舌质红，少苔。脉症合参，证属肝风蠢动，横逆忤脾。

治法：平肝熄风，健脾镇逆。方用柴胡龙牡汤加减：

玉竹参12克，北柴胡5克，法半夏9克，云茯苓9克，片黄芩6克，杭白芍9克，生龙骨15克，生牡蛎15克，桂枝尖6克，刺蒺藜9克，生甘草3克，南大枣3枚，老生姜3片。

肝风上逆，本不宜再用柴胡，生姜等辛温升散之品，以助猋升木。但症见胁痛多尿，足证肝气尚有郁勃下泄之时，少用辛散之味，以遂其木郁达之性，势所必要。且伍半夏、桂枝以降冲逆，龙骨、牡蛎以重镇潜阳，以监制之，断不致恣横暴戾为害，且能收相反相成之功，故胆敢用之。徐灵胎"有方无药，有药无才"之论，阐明处遣药不能单纯从药物观点出发，而必须从整个配伍中各药物之相互关联来分析品评，因方成无药也。

服上方诸症悉已。

按：尤在泾谓"脾失运而痰生，肝不柔而风动。"肝气忤脾，脾不健运，故积液成痰，便溏食少；脾主四肢、主肌肉、脾虚、四肢、肌肉无所禀气，且土虚木必摇，肝风肆逆，喜性冲逆，故头痛、眩晕，四肢肌肉为之震颤眴动；肝魂不戢，则不寐多梦；胁肋为肝经所丽之区，胁肋胀痛者，肝气郁勃也；肝主疏泄，入夜尿频者，肝气不但上逆，亦有疏注下泄之时也。综观上述各症之病机，皆系肝风不静，脾虚不运有以致之。故方用平肝理脾之剂，而病斯愈。

58. 肾虚眩晕

张某某，女，30岁，1979年8月27日初诊。

患者已育二男，本年2月因三胎流产后，遂致月经过多，淋漓不绝，须注射三合激素方止，每月如是。驯至8月14日行清宫术之后，仍然流血不止。且增眩晕，平卧稍舒适，坐立则头晕眼花，如坐舟车，如登云梯，天地旋转，无以自容。余尚正常。脉象沉细，舌质正常。无苔，血压，血常规检查，均在正常范围。曾用中西药治疗数月，毫无影响。脉症合参，证属肾虚眩晕。

治法：滋补肾水、调理冲任。仿陈修园治肾虚眩晕法，用加味左归饮：

怀熟地 15 克，怀山药 12 克，山茱萸 10 克，白茯苓 10 克，北枸杞 10 克，甘菊花 8 克，正川芎 6 克，北细辛 3 克，建泽泻 6 克，漂白术 10 克，炙甘草 3 克。

9 月 3 日二诊，服前方 5 剂，眩晕顿减。惟午后眩晕片刻，效不更方、蹲原方再投：

怀熟地 15 克，怀山药 12 克，山茱萸 10 克，云茯苓 10 克，正川芎 6 克，北防风 6 克，北枸杞 10 克，北柴胡 6 克，玉竹参 10 克，北细辛 3 克，炙甘草 3 克，磁朱丸 6 克（缺）。

9 月 7 日三诊，前方连服 5 剂，眩晕基本止，仍赓原方加减：

原方去柴胡、防风、磁珠丸，加菟丝子、五味子、漂白术，痊愈。

按：窃思"女子二七而天癸至，任脉通，太冲脉盛，月事以时下，故有子。"冲为血海，任主胞胎。今因流产后而月经过多不止，必冲任虚损所致。然而冲任与肾息息相关，冲任虚，则肾亦虚。肾主骨，生髓，髓上通于脑，肾虚故脑海不足，则脑转耳鸣。

陈修园治肾虚眩晕或头痛，辄用左归饮加川芎、细辛；或用杞菊地黄丸加川芎、细辛引药上行。余遵用之，实践证明，往往确获良效。陈氏经验，余一再疾呼，引起后生注意，亦借花献佛之意。

59. 食中痰厥

梁某某，女，60 岁，1976 年 6 月 10 日诊。

昔年乳育众多，素体屡弱。今花甲之年。久病胃痛，胃阳式微，不喜饮食，体易羸弱，弱不禁风。正因过食膏粱厚味，"饮食自倍，肠胃乃伤"，因此厥逆顿起。症见：脘次痞闷，呕吐清涎，头目眩晕，心中烦闷无奈，四肢懈怠不举，神志恍惚飘荡，梦寐不安，梦呓喋喋不休，大便不畅，小溲短少，卒至口噤肢厥，昏迷不省人事。脉象沉迟而紧，右关独盛，舌质淡红，舌苔白腻。脉症合参，症属食中痰厥交相为祟。

治法：豁痰消食，通窍安神。

台党参 6 克，正茯神 10 克，远志肉 3 克，石菖蒲 3 克，法半夏 9 克，陈橘皮 5 克，制南星 3 克，炒枳实 5 克，漂白术 6 克，明天麻 6 克，山楂炭 10 克，炒神曲 10 克，老生姜 2 片。

服上方诸症悉蠲，未更复方。

按：本例迭经前医治疗，所谓体弱，参、芪、归、术杂投，故无寸效。余意病本属虚，然虚而留邪，则病为实，乃见不及此，一味蛮补，不亚于关门留寇，不但无济于事，抑且为虎添翼。盖以脾胃素虚，恣意肥甘，不能运化精微以灌溉脏腑四肢，反积滞为痰，阻碍气机。《杂著》曰："食填太阴，胃气不行，须臾厥逆，昏迷不醒，口噤肢废。"此为食中，亦曰食厥。缘心胃息息相关，如唇齿相依。今食入于胃，不化精微而化痰饮，痰浊归心，闭塞心窍，心神扰乱，故神志不清，夜不成寐，亦"胃不和则卧不安"之义；痰饮上逆、中阻，故眩晕、呕逆，诸症蜂起。《金匮翼》云："夫脾主为胃行其津液者也，脾病则胃中津液不得宣行，积而为痰，随阳明之经，上攻头脑而作痛也。其证头重闷乱，眩晕不休，兀兀欲吐者是也。"阐明脾病会牵涉于头脑，恰是本例写照。

60. 血厥

何某某，女，26 岁，医务。

患者于 1975 年春，因初产后，失血颇多，遂感心悸。一日，正值工作之际，突然昏仆，不省人事，面色苍白，移时苏醒，复如平人。初则自以为偶然之患，尚不介意，继则如前发作仍频，二三日一发，已发作十数次。经多方治疗不效。诊得脉象沉弱，舌质淡红，无苔。面色㿠白无华，无手足抽搐、口眼㖞斜，痰涎上涌等症。殊非中风征，乃血厥也。

治宜：燮理阴阳。遂用白薇汤加丹参、枣仁：

台党参 15 克，全当归 24 克，白薇 10 克，北丹参 10 克，酸枣仁 12 克，生甘草 10 克。

服十余剂病瘳。三年未见复发。

按：余用白薇汤治愈血厥证数例，白薇汤治血厥确有效验。

附论：关于血厥，历考古今方书，颇少记载，惟宋许叔微《普济本事方》言之颇详："人平居无疾苦，忽如死人，身不动摇，默默不知人，目闭不能开，口噤不能言，或微知人，恶闻人声、但如眩冒，多时方寤。此由已汗过多，血少气并于血，阳独上而不下，气壅而不行，故身如死，气过血还，阴阳复通，故移时方寤，名曰郁冒，亦名血厥。妇人多有之。宜白薇汤、苍公散。"许氏已将血厥之症状、病因、病机及治疗方药，和盘托出。赵守真《治验回忆系》用白薇汤治愈严妇张氏血厥，且对血厥之病因、病机有所发挥，并揭示此证与痫证之鉴别："此非痫证，系血厥也。痫症当口吐涎沫，脉多弦滑。今病则否，不吐涎而脉微肢厥，面色㿠白，从此为别。本病属心气虚、营血弱，经脉敷营失调，阴阳不相顺接，故而为厥。一俟气过血还，阴阳复通、乃即平复。"《内经》云："上虚则脑鸣眩仆。"此亦阐明血虚而厥之理。

《谢映庐医案》亦用白薇汤治愈吴元车之妇内热生风。且于病机、治法、白薇汤方义，有所阐明："盖人身阴阳相抱，乃能动静有常。今阳失阴守，是以阳气独上而不下，而为厥逆之症。又与亡阳之症有别，治当生阴以维阳，古有此例，处以白薇汤，以白薇达冲任而利阴，参、归生血液而固气，合甘草以缓火势。"其子在白薇汤后按曰："按巩庵先生云，阴虚火旺，则内热生风，火气焚灼，故身热支满；痰随火动，故不知人。又曰，汗亦过多，血少阳气独上，气壅不下而厥。妇人尤多此症。宜白薇汤。愚谓此方之妙，后人罕识其旨。且方载于本草小注，每多泛泛读过。今先君用治斯症。随方取效，殆所谓读书能化，因时以制其宜手。"甘澍谓"此方之妙，人罕识其旨，"点出白薇汤功用，提醒医者注意，属画龙点睛。至于仅知"方载于本草小注"，而不知其出自《普济本事方》可见其读书不多。古云："宰相必用读书人。"为医何独不然。

61. 胃痛厥逆

岳某某，女，25岁，新邵寺门前梅子大队。

回忆新中国成立前，从嫂岳氏，素病胃脘痛，每受寒即发。一旦，因心胃痛剧烈，突然昏仆，不省人事，四肢厥逆，身冷不语，僵卧如尸。脉沉细弱，舌质淡，白苔，呼吸微弱而冷。脉症合参，证属寒厥心痛。

治法：温中散寒，回阳救逆。用附子理中汤加味：

台党参12克，焦白术9克，北干姜6克，黑附片9克，白茯苓9克，高良姜6克，香附子6克，炙甘草5克。

一帖厥回痛止。

按：本症方书名为厥心痛。《证治汇补》谓："诸痛皆气逆上冲，又痛极则发厥。"程林曰："心胸痛，冷气上冲，皆宜于辛热。"故《医醇賸义》治厥心痛用白术四逆汤；《张氏医通》谓："有寒厥心痛者，手足逆而通身冷汗出，或大便利而不渴，气力微弱，其脉沉细，急以参附汤温之。"基于前述，可见本病病机为冷气上冲，治宜辛温。故本例用附子理中汤温中散寒，回阳救逆，取得满意疗效。

62. 阴虚阳越证（二则）

（1）

杨某某，男，26岁，教师，邵东籍，1968年5月10日诊。

患者原有肝气郁结，右胁疼痛证"慢性肝炎"。医者误用益火壮阳之剂，遂致头面烘热，举发无时，口干舌燥，心中嘈杂，眩晕不寐，胁肋胀痛，自汗盗汗，便秘溲赤，夜梦遗精，滑精，脉象浮弦而数，舌红无苔。脉症合参，断为水亏火旺。

治法：壮水之主，以制阳光，滋润肝肾，乙癸同治。疏滋水清肝饮加减。

5月15日二诊，药后，不见寸效，诸症依然如故。且益感身体摇曳不支，眩晕欲仆。筹忍既再，恍然大悟，此证乃水亏火旺，虚阳外越。惟朱震亨大补阴丸能骤大补真阴，承制相火，与此证针锋相对，恰相吻合。遂疏大补阴丸原方：

盐水炒川黄柏、净知母各120克，酒蒸怀地黄、酥炙龟板各180克，猪脊髓煮炼蜜为丸，晒干，每服10克，淡盐汤下。

服上方后，诸症顿减：一帖服光，诸症悉已。

按：本例患者素体肝肾阴亏。阴虚者阳必越，一定之理。前医反用益火壮阳之剂，不亚于教猿升木，此一误也，后经愚治，方中柴胡升提，归术辛燥，使火益升而水愈涸，何异为虎作伥，此再误也，一误再误，幸未至一蹶不振，然亦险关，此证为阴虚阳越，如灯烛之火，油尽而自灭，不可"火郁发之""木郁达之"及"甘温能除大热"同类比观。幸而迷途未远，幡然变计，改用大补阴丸挽转颓势。

（2）

段某某，女，36 岁，新邵高桥公社弯里大队，1974 年 9 月 16 日门诊。

患者于本年二月某日突起寒热、口渴，继而胃脘疼痛，痛引胸胁，发作无时。自此以后，每值胃痛之际，辄寒热交作，口咽冒火，烦渴而索冷饮，肌肤灼热，喜当风取凉，欲坐卧泥水，脸映红霞，恍若新桩，颠倒躁乱，芒刺不安。二便自如，体温正常。历数小时之后，诸症翳然自已，复如常人。愈一、二日，病复发如初。反复发作不愈，迄今八月。先后经中西药物治疗，病莫能兴。脉反沉细，舌质红，无苔。脉症合参，证属阴虚阳越，龙火不戢。

治法：滋阴潜阳，引火归元。方用生脉散合二加龙牡汤：

潞党参 10 克，麦门冬 10 克，北五味 6 克，生龙骨 15 克，生牡蛎 15 克，白薇 10 克，黑附子 8 克，生甘草 3 克，姜枣各 3 克。

上方连服 3 剂，卓著效验，效不更方，嘱其仍以原方赓服而愈。

按：本例病机，临证之际，沉思半晌，意者病因于冬不藏精，肝失所养，至春阳气出于地下，阳气发越，厥阴风木蠢动，肝阳肆逆，故症见如斯。经曰："阴平阳秘，精神乃治。"今阴阳平衡失调，阴虚阳必越，理之自然。既为阴虚阳越，龙火分戢，治疗当用滋阴潜阳，引火归元，投以生脉散合二加龙牡汤，取得水到渠成之效果。

63. 阴阳俱脱

江某某，女，80 岁，湘乡籍，1967 年 11 月 30 日诊。

患者素禀矍铄，年届八旬，犹能操持家务。丁未孟冬，一旦骤患寒战，重被喜卧，头痛身疼，咳逆气急。脉象浮紧而数，舌质正，薄白苔，脉症合参，证属暴感外寒。

治法：辛温解表。疏香苏饮加麻黄、杏仁。恐老龄高年，不堪重剂发散，故药用量颇轻：

麻黄绒 3 克，光杏仁 3 克，紫苏叶 3 克，香附子 3 克，陈橘红 2 克，生甘草 3 克。

嘱服 1 剂。

12 月 1 日二诊，昨日服上方后，入夜大汗，如水淋滴，衣着尽湿。今晨，复见泄泻，干呕，咽干舌燥，烦躁，腹痛。脉象细数，舌绛无苔，脉症相参，此阴虚阳越之象。肺合皮毛，大汗乃肺卫不固；呕泻为脾胃升降失职。急防上厥下竭。

治法：收摄肺卫，固护中州。方用生脉散合异功散加味：

西党参 10 克，焦白术 6 克，云茯苓 6 克，北黄芪 10 克，五味子 3 克，麦门冬 6 克，炒扁豆 6 克，怀山药 10 克，藿香杆 3 克，陈橘皮 2 克，炙甘草 3 克。

12 月 2 日三诊，昨日服上药呕泻未止，下午送某某人民医院输液，初则神气略振，至午夜，复大汗出，四肢厥冷，颜面亦冷而不温，呼吸微弱。深夜急电招余会诊，诊得脉象沉细欲绝，舌质绛，无苔。脉症详参，证属阴阳俱脱。

治法，亟宜回阳固脱，以挽危亡。

高丽参 9 克，黑附片 9 克，北干姜 12 克。

浓煎频服，药后身温厥回，脉象微续有神。斯春回寒后，阳气渐复之机。顾此病几濒于危，虽经抢救获愈，然而亦险矣。

按：高年阴液不足，阳气式微，不堪表散。服香苏饮轻剂，遂大汗呕泻。此为"阳虚阴必走，阴虚阳必凑"，阳气外泄，阴津内匮，阴阳俱虚之象。12 月 2 日，经某某医院输液后，复大汗、呕泻、肢厥、脉微欲绝。乃阳不"卫外而为固"，外则大汗；阴不"藏精而起亟"，内则呕泻。有阴阳离决，不相维系之象。倘再大汗、呕泻，势必阴阳俱脱而竭绝，纵起虚扁，鞭长莫及。亟宜回阳固脱，刻不容缓。当时环顾四座，尽皆西医，中医惟余孑然一人在，殊无与为谋者，然事急燃眉，宜当机立断，不暇踌躇。遂振笔伸纸，书方与之，幸而一匕之投，立见显效。

64. 气血虚弱自汗

张某某，男，35 岁，新邵六中，1966 年 5 月 12 日诊。

患夜梦遗精，早泄、自汗半年。此次因阑尾炎穿孔手术后，更增头昏耳鸣，怔忡不寐，手足颤掉，自汗益剧，瞑目即汗。且汗前自觉有一股热气上冲，随即自汗出。脉象沉细弱，舌质淡，无苔。脉症合参，证属心肾虚弱，阴阳盛衰失调所致。

治法：虚者补之，采取大补气血，调和阴阳为急务。选用人参养营汤加减：

箭黄芪 12 克，西党参 12 克，炒白术 9 克，云茯苓 9 克，全当归 9 克，熟地黄 12 克，杭白芍 9 克，嫩桂枝 6 克，五味子 5 克，远志肉 3 克，制首乌 12 克，败龟板 12 克，肥乌梅 9 克，山萸肉 9 克，煅牡蛎 12 克，肉苁蓉 9 克，炙甘草 5 克，南大枣 3 枚，老生姜 3 片。

陈修园云："阴阳有互根之理，有阳虚而治其阴者，阴虚而治其阳者，不可不知。又汗为心液，宜补其心，以人参养营汤主之。"用人参养营汤大补气血，调和营卫。复加牡蛎、龟板、乌梅、山萸萸等酸咸之品，取其入肝肾之阴，以滋阴潜阳而助收敛。

服上方，效如桴鼓，自汗顿止，诸症亦随之瞥然而杳。

按：《丹溪心法》曰："心之所营在内者为血，发外者为汗。盖汗乃心之液，而自汗之证，未有不由心肾之虚而得之者。故阴虚阳必凑，发热而自汗；阳虚阴必乘，发厥而自汗，故阴阳偏盛所致也。"盖人身内外上下，往往虚实互相牵引。本例性交后必汗，是其内下之精，外上之气即陷，即"阴虚阳必凑"而自汗也；又合目即觉热气上冲而自汗，以人合目则阳气内入，卫外不固，内下虚火上乘，所谓"阳虚阴必盛"而自汗也。试能勘破此理，则阴阳互相乘除之道，明若观火。

65. 阳浮自汗

钟某某，男，27 岁，新邵坪上区，1965 年 3 月 4 日诊。

患者于 60 年因用心劳神过度后，逐渐病头昏、不寐，闭目则觉发热，汗出。其发热汗出之状，亦颇特殊：每届午夜时，心悸胆怯，身热不寐，张目即汗，瞑目静卧则不汗；左卧则右身汗，反之，右卧则左身汗，仰卧则腹汗，反之，俯卧则背汗。汗后，精神倦怠异常。先后曾用牡蛎散、归脾汤、玉屏风散、酸枣仁汤、柏子仁丸、人参养营汤、天王补心丹、七味都气丸、六味地黄丸、当归六黄汤、桂枝龙牡汤、柴胡龙牡汤等，服之殆遍，皆如药投海底，不见寸效，发热汗出依然。刻下脉象浮弱，舌红，无苔。脉症合参，踌躇再三，认为证属心阴虚心阳浮越所致。

治法：宜敛抑浮阳，俾阴阳相抱。

白茯苓 60 克，生甘草 6 克。

张锡纯谓茯苓善敛心气之浮越以安魂定魄，且其伏藏之性，又能敛抑外越之水气转而下运，不使作汗透出，兼为止汗之要药。仲景治伤寒汗出而渴者五苓散，不渴者茯苓甘草汤。可见茯苓固治心悸之要药，亦治汗出之主药。

3月5日二诊，一剂甫投，汗减而热未除。原方加白芍15克。

3月6日三诊，汗全止，热亦减，守服原方4剂，汗止热仍未除。更医用补中益气汤，又复发热汗出，仍用茯苓而汗止。但热仍未除，用地骨皮散以滋阴退热，不效。盖以病机不仅阴虚，犹关阳越，因改用圣愈汤阴阳双补。霍然汗止热已，诸症悉除。

按：本例属心阴虚而心阳浮越，夜热、心悸者，心阴虚也；不寐、汗出者，心阳浮越而不入于阴也。经曰："阳不得入于阴，阴虚故目不瞑。"又曰："阳气者，烦劳则张。"患者因劳心焦思之后，新丧心阴，阴不维阳，孤阳外越而自汗。又曰："日西而阳气已虚，气门乃闭。"今阳气浮越，气门不闭，入夜目开，则汗直随浮阳外出，以卫气行于阳从目始也。已用补气养血，除热止汗之剂不效，再三推敲，偶忆张锡纯茯苓解，谓茯苓能敛抑外浮之水气转而下注，不使作汗透出，为止汗之要药。因而重用茯苓，竟收良效。

66. 盗汗

高某某，女，49岁，新邵雀圹公社半边街，1974年7月20日诊。

夏秋之交，病盗汗甚剧。在当地治疗不效，乃问方于愚。根据我以往经验，是证不内服药物，仅从外治即可。乃排除众方，单用五味子外治。即用：

五味子10克，研细末。

用法：临睡时，用唾液将五味子末调成糊状敷脐中，外以胶布或胶药贴住，勿令泄气。

经用上法治疗，盗汗即止。

按：余自临证以来，承趋庭之教，用是方以治盗汗，多收立竿见影之效。或用《种福堂良方》用五倍子适量，用法如前，亦效；或五味子与五倍子二味等分合用，用法如前，尤效。

67. 湿痹

孙某某，男，46岁，农民，住新邵酿溪镇大塘，1966年5月3日诊。

患者有风湿病史多年，反复发作数次，往往值阴雨之时及寒水用事之月，则痛加剧。

今岁自春至夏，阴雨连绵，寒湿弥漫，旧病复发，如驾轻就熟，病自易易。故旬日以来，腰脚疼痛，麻木、沉重乏力，如负重物，上楼须扶杖才能步履，上肢亦酸痛，不便上举。脉濡缓，舌质淡嫩，苔白腻。脉症合参，证属湿痹。

治法：利湿为主，佐以祛风散寒。方用《类证治裁》薏苡仁汤：

薏苡仁24克，全当归15克，鸡血藤12克，老川芎6克，麻黄草8克，嫩桂枝10克，川羌活6克，香独活10克，北防风10克，制川乌6克，制苍术10克，生甘草3克，老生姜3片。

上方连服5剂，痛止，步履，劳动如常。继用调理之剂，以资巩固。

按：夫湿为阴邪，性重浊黏着，易伤于下，故腰脚麻木沉重，而痛有定处；脉濡缓而苔白腻，亦为湿邪之证。

68. 湿热痹

何某某，男，17岁，学生，新邵县寺门公社人。1973年5月5日初诊。

患者体质瘦弱，孩提时曾患膝痛。癸丑之夏，病头项强痛，腰痛如被杖，手足骨节烦痛，掣痛不得屈伸，近之则痛剧。痛处炽热浮肿，身热，口渴，溺赤，手不能握，足不能步，僵卧转侧需人。经前医朱某医治兼旬，颇无影响，怅然自失。脉象表里皆实。脉症合参，证属湿热痹。以患者一向嗜食辛燥，体质素热，加以风寒湿邪外束，邪郁化热而成。

治法：疏散风寒，清热利湿。方用丹溪上中下痛风方加味：

川黄柏6克，漂苍术6克，制南星6克，桂枝尖9克，汉防己10克，威灵仙10克，桃仁泥10克，生红花5克，龙胆草6克，川羌活8克，香白芷10克，老川芎6克，六神曲10克，川牛膝10克，香独活10克。

连服七剂，痛止步履如常。续用三痹汤，才服一帖，复卧床不起，挛痛如初。窃意古人皆谓痹者闭也，即气血阻闭不通之意，痛则不通，通则不痛。况久病无实，新病无虚，痛复发者，都因服补剂过早，阻滞气血通畅所致。改用龙胆泻肝汤合吴氏宣痹汤加减：

龙胆草 6 克，焦山栀 6 克，子黄芩 9 克，北柴胡 10 克，生地黄 12 克，车前仁 9 克，宣泽泻 8 克，山木通 10 克，北连翘 10 克，汉防己 10 克，薏苡仁 20 克，晚蚕沙 15 克，桑树根 30 克，桑树枝 30 克。

服上方即愈。

按：冉雪峰《八法效方举偶》，推荐吴鞠通宣痹汤以治热痹。吴汉仙《医界之警铎》谓"胆草可以解痹"。吴氏治李季桐、文企山、吴蔼南等，手足痛痹，初用凉血化瘀消风清热之剂，痛不解，即以龙胆泻肝汤，重加桑枝，桑根各数两，均获痊愈。本例取宣痹汤、龙胆泻肝汤合用，取得如影随形之效。

69. 风湿手臂麻木

何某某，男，45 岁，新邵寺门前公社梅子大队，1953 年 8 月 2 日诊。

患肩臂手指麻木疼痛已半年。常觉患肢冷如风吹，左手较右手为甚，运动受限，进食时，手不便持筷托碗，几次将碗坠地砸破，余无不适。脉象弦细，舌淡，无苔。脉症合参，证属气血内虚，风湿外侵所致。

治法：补益气血，祛除风湿。选用《金匮》黄芪五物汤合《石室秘箓》防风汤化裁：

北黄芪 15 克，北防风 9 克，漂白术 15 克，陈橘皮 3 克，台党参 12 克，当归身 12 克，杭白芍 9 克，嫩桂枝 9 克，嫩桑枝 15 克，片姜黄 5 克，生甘草 3 克，南大枣 3 枚，老生姜 3 片。

上方连服 10 剂而愈，后未复发。

按："邪之所凑，其气必虚。"本例因气血先亏，风湿得以乘虚而入。《证治汇补》谓："荣血虚则不仁，卫气虚则不用，不仁不用，即麻木之类欤。"又曰："麻木因荣卫之行涩，经络凝滞所致。其症多见于手足者，以经脉皆起指端，四末行远，气血罕到故也。"此证乳育过多之老年妇女为多见，男子亦有，总因气血不足，荣卫滞涩所致。治宜补益气血，调和荣卫。笔者常用上方加减以治之，辄收如臂使指之效。

70. 下肢风湿痛

李某某，男，53 岁，新邵农业局干部，1979 年 12 月 24 日门诊。

患者夙婴疾病，体质羸弱。近三月来，双下肢肌肉沉重疼痛，恍如火灼，又似风吹，莫可名状。脉象濡弦，舌质淡红，薄布白苔。四诊合参，断为正气虚弱，风湿外袭，阻滞经络，不通则痛。

治法：祛风利湿，扶正通络。

北丹参 15 克，川牛膝 10 克，金石斛 10 克，威灵仙 10 克，宣木瓜 8 克，全当归 12 克，北黄芪 10 克，汉防己 10 克，制乳香 10 克，制没药 10 克，银花 10 克，豨莶草 15 克。

12 月 30 日二诊，上方连服 5 剂，疼痛递减。原方去银花，加桂枝、细辛、木通，赓服 5 剂，疼痛、沉重等症全瘳。

按：沉重为湿邪特征。风性多变，疼如火灼，风吹，乃风湿阻络之象。丹参、豨莶、牛膝、石斛、木瓜善治腿痛，又当归、丹参、乳没即张锡纯活络效灵丹，为治肢痛胁痛而设。

71. 久痹不愈

廖某某，男，30 岁，湖南第四工程公司，1975 年夏就诊。

自述于一九五九年病流感后，继病风湿，反复发作，十余年以还，药炉茶鼎，殆无虚岁，叩遍青囊，无济于事。今年七月十三日不辞远道自溆浦前来就诊。症见全身酸痛无力，精神疲倦，食纳无味，不时微发寒热，气候转变时，病情加重。脉象浮弦，舌质正，薄白苔。证属风寒湿邪，久踞经络，三焦阻塞。久病之身，邪正两衰，互相胶结，如油入㸃，非一蹴可就，须轻药缓投。

治法：扶正祛邪。遂疏柴胡桂枝汤加味：

台党参 10 克，北柴胡 12 克，片黄芩 9 克，法半夏 9 克，桂枝尖 6 克，白芍药 10 克，川羌活 9 克，北防风 10 克，威灵仙 10 克，生甘草 3 克，老生姜 9 克，南大枣 3 枚。

服一剂，既觉有效，遂连续服用 45 剂，多年沉疴，竟告痊愈。患者如释重负，喜不自胜。同年十一月二十八日，来此殷殷致谢，书长千言。令我扪心无坐，差堪自慰者。

按：《温知堂杂著》曰"风湿，肢节疼痛者，柴桂加苍术，有效者多，不必拘于风湿门诸方也。初起多宜葛根加苍术者，乌附当麻之类无效者，大抵宜此方。盖柴胡桂枝汤条，有肢节烦疼，外证未去者为目的故也。后来余屡此方得奇效"。

求真按："此证用柴胡桂枝汤加石膏，或用小柴胡汤加石膏与桂枝茯苓丸之合方，屡得奇效。"笔者师承仲景柴胡桂枝汤治肢节烦疼，结合学习日本医者以上所述治疗经验，凡遇风湿病具有发热微恶寒或汗出者，辄用柴胡桂枝汤加味，往往取得如臂使指之效。

72. 痛风二则

（1）

曾某某，女，26岁，农，新邵花桥公社，1972年10月2日诊。

患者于秋冬之交，乍暖还寒时候，将息失宜，病风湿相搏，一身骨节烦痛，四肢尤剧，其痛游走不定，痛处灼热微肿，不得屈伸，近之则痛剧，食饮不振，口渴尿赤。经医治，肿虽减，而痛依然，缠绵50余日，转侧须人，苦痛难堪。脉象浮数，舌红，黄薄苔。脉症合参，证属风湿久郁化热，湿热痹闭，气滞血瘀而致。

治法：清热利湿、祛风活络。疏朱丹溪痛风汤加味：

漂苍术10克，川黄柏10克，制南星10克，嫩桂枝10克，北防己10克，威灵仙10克，桃仁泥10克，生红花6克，龙胆草6克，穿山甲6克，川羌活6克，香白芷10克，白酒30克兑服。

嘱服7剂，初服二、三剂，如疼痛益剧，无惧，须继续服用。盖"若药不瞑眩，厥疾弗瘳"。服至四剂时，痛转增，自觉有气从手肱至臂腕蠕蠕下移，且前阴淋漓见血。服完七剂，病即初愈。接服肖琢如七节汤：

北黄芪15克，全当归10克，炒白芍10克，老川芎10克，竹枝节10克，桂枝节10克，松枝节10克，杉树节10克，苏梗节10克，桑枝节10克，甘草节30克。

水煎服，五剂痛止，步履正常。

按：吾湘，湘乡肖琢如制七节汤以治历节风；湘潭朱卓夫运用朱丹溪痛风方加减以治痛风，均有效验。本例引用上述二方治疗痛风重证，取得良效。

（2）

徐某某，女，69岁，新邵大风坪，1976年孟夏月诊。

患身体肢节走注剧痛如啮，痛处红肿灼热，手不可近，饮食、沐浴、便尿，均须人帮助，不能自为料理，为时一月。食纳不香，口干不欲多饮，大便自如，小溲短赤。脉象濡数，舌质红，薄黄腻苔。脉症合参，认为此证即《内经》之贼风，后方书谓之痛风，又名白虎历节风，要之亦痹证之类，但从风气偏胜耳。

治法：祛风清热、利湿活络。遂迳书龙胆泻肝汤、上中下痛风方加味与之：

1）龙胆泻肝汤：

龙胆草5克，北柴胡9克，黑栀子6克，子黄芩6克，细生地10克，车前子10克，建泽泻6克，山木通10克，全当归10克，嫩桑枝15克，丝瓜络10克，生甘草3克。

2）上中下痛风方：

制苍术5克，炒黄柏6克，制南星6克，嫩桂枝10克，汉防己10克，威灵仙10克，桃仁泥6克，生红花6克，龙胆草5克，川羌活6克，老川芎6克，香白芷10克，炒神曲10克，川牛膝10克，片姜黄6克，生甘草5克。

上列龙胆泻肝汤，取其平肝清热利湿，以剪其风之羽翼，俾风邪不得与湿热狼狈为奸，亦取诸痛平肝之意，并预料服痛风方至三五剂时，若痛更甚，勿惧，继服则痛当自止。

后，1方服后，热杀痛减。赓服二方服至三剂，果然痛增，足肿如瓜。患者惶遽着人前来更方。窃思"若药不瞑眩，厥疾勿瘳。"今药而痛增，非药不中的，良以药达病所，邪正相搏而然，继续服药增援，俾啸聚之病邪窜散，则正气来复，气血畅通，通则不痛矣。"宜将剩勇追穷寇"，迫邪无喘息之机，邪去病瘳，可企而待。若不此之图，迁就患者更方，徒使中肯之治，交臂失之，势必企途亡羊，莫知所从。因而毅然答曰："余预言在前，药而痛增。勿惧，何事更方，若继服此药，如有差池，我一肩承之。"嘱其坚守原方，连续服15剂，次节病蠲，诸症悉已。

按：本病若胸无成竹，主意不定，迁就病人更方，终将偾事。胆大心细，殊不可忽。

73. 气血虚弱痹痛

粟某某，女，26岁，新邵邮电局，1967年8月4日初诊。

分娩后，病血痢兼旬，复感风寒湿邪而成痹，四肢酸痛麻木，步行时，震动头顶、鱼尾痛，尾骶骨痛，不便直立久坐。食纳不香，精力疲惫。脉象细弱，舌质淡，薄白苔。脉症合参，证属气血两虚，风寒湿痹身痛。即"邪之所凑，其气必虚"是也。

治法：补益气血，宣通痹阻。选用龚廷贤《寿生保元》治遍身骨节疼痛方：

台党参15克，漂白术10克，白茯苓10克，西当归15克，活白芍10克，怀熟地12克，老川芎6克，川羌活9克，香独活10克，北防风10克，明天麻6克，制南星6克，陈橘皮5克，活黄芩6克，炙甘草5克，老生姜9克。

8月8日二诊，上方连服3剂，尾骶骨痛已，四肢酸痛亦减。但左半身仍痛，且增腹胀痛，活动时手足骨节霍霍有声。此属肝经血虚，肝气郁结不畅。古云：诸痛治肝。乃用《衷中参西录》之曲直汤加黄芪、桂枝、川续断、片姜黄：

山茱萸9克，肥知母6克，生乳香9克，全当归9克，北丹参9克，北棉芪12克，嫩桂枝6克，川续断9克，片姜黄6克。

8月14日三诊，上方连服5剂，左足痛止，左肩、肘关节痛未全已。沈仲圭氏谓程钟龄《医学心悟》之蠲痹汤治妇人痹痛，手不能举，极为灵效。因用程氏蠲痹汤合秦艽天麻汤加片姜黄：

全当归12克，老川芎6克，软秦艽9克，川羌活9克，香独活9克，嫩桂枝9克，嫩桑枝9克，广木香5克，生乳香5克，海风藤15克，明天麻6克，片姜黄5克，生甘草3克，老生姜9克。

服上方，肩臂痛止。旋因劳动过度，调摄不慎，复感四肢疼痛，尤以左腰腿痛较剧，与三痹汤加减与之，嘱其连服10剂，其痛全瘳。

按：本例始终多用补益气血之剂而愈。盖其病发于产后，又复痢疾，气血双亏，不予补益气血以扶正祛邪，惟务祛风利湿，则犯虚虚之祸，病必不除。况治痹补益气血，乃正旺邪去，乃先贤成法，非余师心自用。

张景岳谓治痹："宜峻补真阴，宣通脉络，气血得以流行，不得过用祛风等药。"陈修园云："痛风久不愈，必大补气血，以为胜邪之本，切不可徒用风药，宜十全大补汤。"

《辨证条》谓人有遍身疼痛，殆不可忍，必大补其气血，则正旺而邪不可侵，不必止痛而痛自止。

张锡纯治"腿疼、臂疼，历久调治不愈者，补其元气以流通之"。所谓"补其元气以流通之"即"壮者气行则已，怯者着而为病也"。

《医醇賸义》谓风痹者，血不营筋，风入节终，当以养血为第一，先用大剂补血去风，后即加入参苓白术以补气分，所谓"当以养血为第一"，即古法"治风先治血，血行风自灭"之义。

综观以上先贤所论，治痹之法，必着重补益气血，如出一辙。古人治痹，用三痹汤、大防风汤等等，皆以补益气血为首着。足证英雄之见略同。

74. 鹤膝风坏证

谢某某，男，40岁，新邵陈家桥公社，1965年4月3日诊。

患鹤膝风坏证，两膝溃烂流脓，疼痛不能步履，为时五年，诸治不效。脉象细数，舌质淡，少苔。脉症合参，证属肝肾阴虚，湿热下注所致。

治法：燥湿除热，补虚生肌止痛。用张锡纯服食松脂法：

每日用松脂12克，分早晚两次，以浓茶送服。

先后服食两月，服松脂达两斤半之多，其病日渐康复，形体健壮，能重新参加体力劳动。

按： 松脂一味，药虽极其平淡，却能救此重证，舍非通过实践，几难令人置信。故别录之上品，本经主治痈疽恶疮，风气，安五脏，除热，久服轻身不老延年。盖其性苦温，既能燥湿，而其质黏腻，似又转能润燥，为其富有脂液，故兼补益之力。故《衷中参西录》总结其功用，谓能解毒、除湿、消肿、止痛、生肌、化痰，久服轻身延年，辟谷不饥。是祛邪扶正，两擅其长。所谓药有独具之良能，未可以气味推求而等闲视之也。

75. 尾骶骨痛

曾某某，男，30岁，新邵土桥，1975年11月12日初诊。

患尾骶骨连腰脊痛，屈伸不利，有时畏冷，为时匝月有奇，多方治疗，效果不著。脉象沉细而紧，舌质正常，无苔。脉症合参，断为风寒侵袭督脉，邪气啸聚，阻塞经络而致。

治法：发散风寒，温补督肾。用自制通督汤加减：

全当归 10 克，嫩桂尖 10 克，白芍药 10 克，绵杜仲 10 克，巴戟天 10 克，鹿角霜 15 克，生甘草 3 克，老生姜 3 片 ，南大枣 3 枚，金毛狗脊 15 克。

方中桂枝汤发散风寒温通经络；当归、芍药理血止痛；鹿角霜、杜仲、狗脊、巴戟温补督肾。鹿角、狗脊擅长通督，为方中主药，殊不宜少，故重用之。

11 月 27 日二诊，连服 5 剂，痛大减，赓用原方加独活、牛膝，嘱再服 5 剂而愈。

按：秦伯未等谓"尾骶骨在脊骨下端，为督脉和足少阴经所过，痛时常连腰部，脊难挺直，喜温并喜用手抚摩。一般由于肾虚引起，故治疗以补肾为主。但血瘀、气滞、寒湿乘袭，亦能致痛。余自制"通督汤"以治督脉为风寒阻滞、背脊、尾骶骨痛者，常获显效，本方系师事尤在泾《静香楼医案》创制。尤氏曰："背脊为督脉所过之处，风冷乘之，脉不得通，则恶寒而痛，法宜通阳。"不敢掠前人之美，故特表而出之。

76. 湿热足痛

梁某某，女，56 岁，长沙市一服装厂，1980 年 12 月 4 日初诊。

双下肢红肿热痛，皮肤红疹，奇痒难耐，病痒活动加剧，行坐不安，为时旬余。伴腹胀、气促、小便短赤，饮食、大便正常。脉象沉缓，舌质正常，舌苔黄白。脉症合参，证属湿热下注，壅滞足膝。

治法：苦辛通降，清利湿热。用当归拈痛汤加减：

全当归 10 克，北防风 10 克，汉防己 10 克，猪苓 10 克，川黄柏 6 克，漂苍术 10 克，宣泽泻 10 克，粉葛根 10 克，苦参 10 克，海风藤 15 克，豨莶草 15 克，绿升麻 3 克，漂白术 10 克，川牛膝 10 克，川羌活 8 克。

12 月 11 日二诊，痛痒减轻，肿消至踝，踝以下仍肿，红色疹块未全消。脉沉缓如前，舌质淡，无苔。窃思下肢肿痛，火湿无有去路，仿《石室秘录》治足肿痛法，以升提是治：

北黄芪 10 克，北防风 10 克，北柴胡 10 克，薏苡仁 10 克，豨莶草 15 克，芡实 15 克，漂白术 10 克，陈橘江 6 克，宣木瓜 10 克，嫩桂枝 6 克，杭白芍 10 克。

服上方肿痛皆已。

按：脚居下体，湿邪好犯于下，下体肿痛，专用降利，水湿无从而去。故《石室秘录》治下肢肿痛，用柴胡、芪、防升腾之品，提其水湿之气，从汗或小便而去，奏功如响。

77. 膝痛（二则）

（1）

黄某某，男，17 岁，新邵严圹公社陡岑大队，1966 年 2 月 10 日诊。

左膝疼痛，膝眼肿大如碗，步履蹒跚，不能蹲踞。饮食、二便自如。脉象濡缓，舌质胖，苔白。脉症合参，证属湿痹。

治法：利湿为主，佐以祛风散寒。

北丹参 5 克，豨莶草 15 克，川牛膝 9 克，宣木瓜 9 克，威灵仙 9 克，金石斛 9 克，汉防己 9 克，五加皮 9 克，川草薢 9 克。兼服小活络丹。

诊后未更复方。后患者之父亦因风湿病就诊，询知其病已痊愈。

（2）

颜某某，男，37 岁，新邵基建公司，1966 年 6 月 8 日门诊。

半月以来，双膝关节肿痛，屈伸不便，步履困难，饮食尚可，二便自如。脉象沉缓，舌质正常，白苔。脉症合参，证属湿阻筋府，经络受限。

治法：祛湿疏络，以期痛止。

北绵芪 12 克，汉防己 9 克，漂苍术 9 克，北丹参 15 克，豨莶草 15 克，川牛膝 12 克，金石斛 9 克，宣木瓜 9 克，生甘草 3 克。

4 剂而愈，未另更方。

按：《张氏医通》曰："经云，膝者筋之府，屈伸不能，行则偻俯，筋将惫矣。故膝痛未有不因肝肾虚者。虚则风寒湿气袭之。又曰，身半以下者，湿中之也，故治膝胫之痛，又须以祛湿为主。"故余治膝痛，常以丹参合剂祛湿，或以六味地黄丸加独活、牛膝、木瓜、薏苡仁，或合黄芪防己汤，补肝肾之虚，兼以祛湿，往往收桴鼓相应之效果。一得之愚，敢为芹献。

78. 足膝肿痛（二则）

（1）

唐某某，女，54 岁，新邵陡岑学校教师。1979 年 2 月 17 日初诊。

患左膝关节肿痛及左足腨麻胀年余，运动受限，口渴而喜热饮，食纳尚可，大便自如，小溲黄。舌质正常，无苔，脉象沉弦。曾用中西药治疗，效果不著。窃思膝肿痛而腨胀，乃肾虚筋为湿邪侵袭所致。

治法：滋补肝肾，舒筋利湿。用六味地黄丸加味：

生地黄12克，怀山药12克，白茯苓10克，建泽泻6克，香独活10克，怀牛膝10克，薏苡仁30克，北枸杞10克，粉丹皮6克，宣木瓜6克，白芍药10克，粉甘草3克。

方中生地、山药、牛膝、枸杞补益肝肾；木瓜、薏苡仁、独活、泽泻、茯苓舒筋利湿。《伤寒论》谓脚挛急者，芍药甘草汤主之，故用芍药以治腨胀。

上方服二剂后痛减，连服7剂，痛胀皆止。两月后追访，未闻复发。

（2）

张某某，女，14岁，学生，1979年4月21日就诊。

患左膝关节肿痛，屈伸不利已4天，余尚无不适，舌质正常，少苔，脉象弦缓。痛膝肿大如覆碗，外表皮色不变，髌骨有浮动感。脉症合参，证属肝肾不足，水湿潴留。

治法：补益肝肾，祛湿通络。用六味地黄丸合防己黄芪汤加减：

生地黄10克，怀山药10克，白茯苓10克，建泽泻6克，粉丹皮5克，香独活8克，怀牛膝8克，宣木瓜6克，薏苡仁20克，汉防己6克，北黄芪10克，漂苍术6克，川草薢10克。

连服5剂，痛止肿消。

按：足膝肿痛，余意多属湿袭筋府，治宜补肝肾，利湿舒筋。常用六味地黄丸加独活、薏苡仁、木瓜、牛膝或合防己黄芪汤之类，辄收如臂使指之效。或问是证之治，利湿舒筋，固然相宜。何以用六味地黄丸滋补肝肾，盖湿为阴邪，好犯于下，膝关节为空隙之地，外邪侵袭，首当其冲，故易受湿邪而肿痛。然而"邪之所凑，其气必虚"，膝关节易受湿邪，必因其气先虚。肝主筋，膝为筋之府，肝肾同治，故用既能补虚，复能利湿之六味地黄丸加舒筋利湿之品以治之，药无虚置，故屡奏良效。

79. 血虚身痛

黎某某，女，47岁，长沙市红卫织布厂，工人，1980年7月24日门诊。

患者体质瘦弱。两腨（腓肠肌）胀痛十年，左头、肩亦胀痛，痛处常喜重捶，运动受限，曾用中西药治疗，迄未根除。近来自服大活络丹，亦未见效。口中和，食纳差，二便自如。脉象沉细，舌质淡红，舌苔薄白。脉症合参，证属血虚身痛。因为肝血亏虚，无以营养经脉、肌肉，血不濡而气亦不煦所致。

治法：补血活络，以期痛止。

全当归 10 克，怀牛膝 10 克，炒白芍 5 克，怀熟地 15 克，宣木瓜 10 克，香独活 10 克，金石斛 10 克，金银花 10 克，千年健 10 克，大伸筋 10 克，生甘草 5 克。

上方连服 5 剂，其痛如削，三月后追访，病未复发。

按：气血周流，营卫通畅，百病不生；气血有碍，营卫不和，诸证蜂起。盖食入于胃，散精于肝，淫气于经。肝藏血而主筋，体阴而用阳，肝血不足，肝气无所依附，譬若无妻则夫必荡。肝气横逆，上窜则头胀痛，血不营筋，筋急则脚挛急。针对病机论治，用补血舒筋之剂，取得山鸣谷应，水到渠成之效果。

80. 痿证

邓某某，女，10 岁，向江渡公社，1978 年 5 月 10 日门诊。

患儿于一月前发热之后，继之足痛，足膝痿软，不能步行，手亦不能伸。口干喜热饮，食欲不振，小便黄，大便微结。曾在当地卫生院治疗多日，效果不显。脉象细数，舌质红，无苔。脉症合参、证属痿证，符合小儿麻痹证，此证为湿热痹闭，阻滞经络，气血不畅，故肢体疼痛痿软，所谓"湿热不攘，大筋软短，小筋弛长，软短为拘，弛长为痿"也。继则邪从燥化，气血受损，肝肾阴亏。肝主筋，肾主骨，肝肾俱虚，故筋骨痿软，肢体不用。《灵枢·本神篇》所谓"精伤则骨酸痿厥"是也。

治法：宜滋补肝肾之阴，少佐利湿。

方用虎潜丸加味，改汤剂。（虎骨缺，用狗骨代）：

川黄柏 3 克，炙龟板 9 克，肥知母 5 克，熟地黄 9 克，陈橘皮 3 克，白芍药 6 克，锁阳 9 克，虎胫骨 3 克，炮干姜 2 克，宣木瓜 5 克，漂苍术 5 克。

5月20日二诊，服上方10剂，病情好转，仍守原法：

六味地黄丸加独活、牛膝，改汤剂：

熟地黄9克，山萸肉6克，干山药9克，建泽泻5克，白茯苓6克，粉丹皮3克，香独活6克，淮牛膝6克。

6月7日三诊，服上方10剂，病情继续明显好转，能独行数步，手能直伸，但脚膝无力，不能举步上坡。口干，食差，二便正常。脉沉细、舌质略红。

六味地黄汤加味：

熟地黄9克，山萸肉6克，干山药9克，白茯苓6克，粉丹皮3克，建泽泻5克，淮牛膝6克，净地龙3克，宣木瓜5克，鹿角霜9克。

病症仍逐渐好转。

之后，先后连续三诊，为时三月，皆用原六味地黄丸加减，其加味药品，有巴戟、桑枝、苁蓉、狗脊、杜仲、续断、桂枝、茅根等等。直至9月26日七诊，步行基本正常，其他亦无何痛楚及不适，未再复方。

按：痿证发病过程及其治疗，约分气虚，阴虚二端。气虚者，初因湿热重蒸，肺伤而燥，发为痿软瘫痪，两足侧之痿证；即《痿论》所谓"肺热叶焦，发为痿躄"之意。治宜独取阳明，因阳明为水谷之海，主化津液，变气血，濡润筋骨而利关节；即"阳明者，五脏六腑之海，主润宗筋，宗筋主束骨而利机关也。"治宜健脾胃而清利湿热。方如清燥汤，补气和中汤之属。若阴虚者，由久病伤阴，宜专重肝肾，因肾主骨而藏精，肝主筋而藏血，故肝肾虚则精血竭，精血竭，则内火消烁筋骨为痿。所谓"精伤则骨酸痿厥"是也。治当补养肝肾为主，如虎潜丸、六味地黄丸之属加减。窃思钱仲阳用六味地黄丸治小儿脚软行迟等属于肾虚者，因小儿稚阳纯气，不宜补阳，乃以金匮肾气丸减去桂附以应用于小儿。其义正同。

基于上述，故愚治疗小儿痿证，审证属于肝肾阴虚者，常以虎潜丸，六味地黄丸为首选，随症进退加减，故其效果尚可。

81. 湿热痿躄

戴某某，男，51岁，新邵药材公司职工，1977年9月3日门诊。

患者素有肝肾阴亏史，入秋以来，燥气司令，阴益受损，两下肢不痛不肿，逐渐痿弱无力，步履维艰，行动足膝打跪，亦见阳事痿弱，房事后腰膝酸楚，脉象濡细，舌质红无苔。证属肝肾阴虚，湿热不攘，筋骨痿弱。

治法：滋补肝肾，佐以清热化湿。苦以坚之、酸以收之、辛以润之、咸以补之，方用虎潜丸加味：

虎骨末5克（兑服），锁阳12克，怀熟地15克，全当归12克，川黄柏10克，酒芍药10克，淮牛膝5克，宣木瓜6克，净知母10克，龟板12克，陈橘皮3克，北黄芪10克。

改用水煎，连服20余剂而愈。继用滋补肝肾之品，以资巩固。

按：本证乃阴虚而兼湿热，治宜滋阴化湿，双管齐下。若专治一端，顾此失彼，病终难除。

附录《冷庐医话》痿病一例，以资互参。"表兄周乙藜学博士照，于道光壬寅年患腿热，而按之不热，行步无力，不痛不肿，延医诊治，谓足湿热，重用防己，服之忽心悸不寐。另招医治，谓是阴虚，用熟地等药，心悸仍然，腿患益甚，腿肉日削，食少神惫，势就危殆，时乙藜家质库中友朱光甫能医，乃令治之，曰：此痿病也。诚然是湿热，诚然是阴虚，然专治一端则误矣。投以清燥汤，病日减，继用虎潜丸法，出入增损，至三百剂始复原。乙藜因是潜玩医书，深究脉学，为人治病屡奏效。"

82. 湿热停滞脾胃

朱某某，男，53岁，1979年8月16日诊。

病外感后，时发寒热，背及四肢胀痛，大便闭胀三月，食物或饮水即呕。素嗜红酒，病后不喜饮。脉象滑数，舌质略胖，白腻苔。脉症合参，证属湿热停滞，脾胃受困。

治法：分解湿热，苦降辛通，芳香化浊。仿渗湿汤法而息之：

正川朴6克，漂苍术9克，藿香杆5克，西砂仁3克，陈枳实9克，云黄连2克，正川芎3克，香附子9克，粉葛根9克，漂白术9克，赤茯苓10克，结猪苓9克，建泽泻6克，薄荷叶3克，煨生姜3片，炙甘草3克。

方中葛根解酒，煨姜合砂仁以止呕，枳、朴降气止呕，苓、术去湿，黄连清湿热专药，越鞠丸开郁。

服后颇获捷效。接方主白术散加归、芍、砂、连、川朴、扁豆收功。

按：渗湿汤治湿淫于内，脾胃不能克制，有积饮痞膈中满者，颇有奇效。

本例时寒时热，呕吐便闭，有似大柴胡汤证。但大柴胡汤证，应有心下急，胸胁苦满，舌黄舌燥，不似本例舌胖而苔白腻为别。二者燥湿攸分，大相径庭。允宜细辨，不容淆混。

83. 肝胃气痛

刘某某，女，45岁，新邵寺门前公社柳山大队，1975年5月20日诊。

胃脘胀痛，拒按，痛延胸胁，呕吐，嗳气，慊于饮食，为时一周。脉象沉弦，舌质正常，无苔。脉症两参，证属肝气犯胃，气滞胃痛。

治法：疏肝和胃，俾肝气条达，胃不受贼，则诸症自然迎刃而解，制胜可操左券。

北柴胡9克，生白芍15克，炒枳壳6克，制香附9克，延胡索6克，川楝子9克，刺蒺藜10克，高良姜5克，甘松5克，杭青皮6克，法半夏10克。

服上方诸症悉蠲。翌年，下水插秧，旧病复发，仍用原方则痛已。

按：本例为肝气郁结，横逆犯胃，致胃失和降，气滞不通，故胀痛，拒按，慊于饮食；胃气上逆则呕吐，嗳气，丹溪所谓上逆之气，由肝而出；肝脉络于胁而上巅顶，肝气郁滞故胁痛，肝气上逆则头痛；至于腰痛，亦肝病见症，《内经》谓："肝，足厥阴也，是动则病腰痛不可以俯仰。"擒贼先擒王，治病必求于本，本病为肝气鸱张所致，故用疏肝理气而获效。

84. 忧思脘痛

何某某，女，49岁，新邵土桥公社畔田大队，1976年4月24日门诊。

患者因长期忧思郁怒之余，遂病脘腹胀痛，稍进食粮，饱闷难受，嗳气频仍，呕吐涎沫，头昏，咳嗽，情怀抑郁，默默寡言，或无故哭泣，天地之大，若不能容。大便秘结，小溲短数。先是曾在某某医院诊治多次，多方检验，蛛丝马迹，殊无端倪；病邪负隅自固，都鲜效验。一病缠绵，于兹年余。脉象沉细而弦，舌质正常，舌苔黄白腻。脉症合参，证属忧怒损伤肝脾，肝脾失调，痰阻肺胃。

治法：调理肝脾，祛痰利湿。疏六君子汤合旋覆代赭汤加减：

台党参 10 克，炒白术 10 克，赤茯苓 10 克，陈橘皮 6 克，法半夏 10 克，炒枳实 6 克，代赭石 18 克，泡吴萸 6 克，生牡蛎 15 克，旋覆花 15 克（包），老生姜 3 片。

上方连服 10 剂，诸症次第蠲除，经年沉疴，愈于一帖。

按：《三指禅》云："夫气之功用，全赖脾土为之转输，土旺而气乃周流。"今郁怒伤肝，忧思伤脾，肝气横逆忤脾，脾虚不运，痰湿停滞而病。如脾不斡旋，痰湿停滞则腹满而痛；《伤寒论》曰："太阴之为病，腹满而痛"是也。水湿射肺则咳嗽、吐涎沫。肝胆相表里，肝逆胆亦逆，胆气犯胃，胃失下行则脘胀、嗳气、呕吐；胃脉上通于脑，胃中痰湿犯脑则头晕，无痰不作眩也；至于神志失常，缄口不言，无故悲泣等，痰湿阻塞精明之府故尔。总之上述各症病机，莫不由于忧怒损伤肝脾之气，情怀抑郁而来。《上池杂说》云："邵尧夫曰，百病起于情，情轻病亦轻，诸病孰非起于情耶。"皆哉言乎。

85. 瘀滞脘痛

王某某，女，46 岁，1979 年 7 月 20 日初诊。

患者因十二指肠降部憩室，于本年 6 月 23 日在 XX 医院做胃空肠吻合术 24 天出院。出院后，头痛，背痛，胃脘两侧胀痛不移，拒按，呕吐酸水，不渴，食纳不佳，食后脘次胀亦甚，小溲短赤，大便 27 天仅行 4 次，身无寒热，梦呓多端。脉象沉细弦，舌质正，少苔，指甲苍白，面色萎黄。胸透：上腹部未见异常。脉症合参，证属久病，气血本虚，因手术之后，血瘀气滞，肝胃不和，形成虚而留邪，则病为实。

治法：本急则治标法，以化瘀理气，调和肝胃是治。疏血府逐瘀汤化裁：

全当归 10 克，生地黄 10 克，正川芎 6 克，赤芍药 6 克，北柴胡 8 克，桃仁泥 6 克，延胡索 8 克，五灵脂 8 克，炒蒲黄 5 克（包煎）。

7 月 23 日二诊，服前方三剂，下黑粪少量，小便亦排出瘀物，胀痛顿减，食后不见胀满。仍头晕、多梦。脉沉弦，舌质正，薄黄苔。效不更方，原法是宗。

全瓜蒌12克，薤白6克，陈枳实9克，桂枝尖5克，赤茯苓10克，桃仁泥8克，白芍药10克，粉丹皮8克，酒大黄6克，川郁金9克，三七末3克（兑）。

7月25日三诊，服上方一剂，续下黑粪甚多，继则下黄色泡沫，痛止食增。惟觉脘次痞满，梦寐不安。此为瘀血虽去，胃脾不和，中气不运则痞满，胃不和则卧不安。方随证转，今病邪已除，自宜斡旋中州。遂疏半夏泻心汤，以升降脾胃之气：

台党参10克，法半夏8克，川黄连3克，片黄芩5克，北干姜4克，炒枳实5克，生甘草3克，南大枣3枚。

7月29日四诊，服上方二剂，梦呓好转，脘痞未全已，仍不时呕吐。脉舌同前。"上逆之气，由肝而出。"证属肝胃不和，古人调理脾胃，必须疏肝，故肝胃同治，书小柴胡汤加味：

台党参10克，北柴胡8克，炒枳壳6克，法半夏10克，片黄芩6克，全瓜蒌10克，生甘草3克，老生姜3片，南大枣3枚。

8月4日五诊，呕吐胀痛诸症悉已，仍以调理肝脾是治。

归芍六君子汤加柴胡、枳实、神曲、查炭、白蒺藜。

按：气血冲和，万病不生，一有怫郁，诸痛生焉。本案手术后脘次胀痛不移而拒按，非血瘀气滞而何？故一、二两诊用化瘀理气之剂。下黑粪后而胀痛顿减，瘀血既除而脘次痞满，梦寐不安，斯为脾胃不和，治宜调理中州，如外患既攘，重在绥抚，故三诊以后，以升降脾胃，调和肝脾着治。辨证穷根究底，施治层次不紊，惟其方随证转，故而病因药除。

86. 血瘀脘腹痛

胡某某，女，18岁，长沙市大寨路钢木家具厂，1980年9月4日初诊。

患者因哮喘病在某某医院住院，住院中，突然脘腹剧痛，曾经各项检查，均未发现异常，多方治疗，不见效果，转来我处门诊。刻下脘腹剧痛，时痛时止，发作无常，约一日夜痛发十多次，每次约痛30分钟至2小时自止。痛处手不能近，剧痛时，四肢呈黑色，咬牙切齿，目糊不明，心烦不寐，大汗淋漓，面呈苦笑状，身肢左右摆动，自以两手向脘腹旋转运动，无寒热，口渴喜冷饮，痛止食纳自若，大便结，小溲频涩，月经7月未行。脉沉弦数，舌质暗，薄白苔，巩膜皮肤无黄染。脉症合参，证为血瘀脘腹痛。

治法：活血祛瘀，理气止痛。

当归尾 12 克，北丹参 12 克，赤芍药 10 克，生蒲黄 6 克，五灵脂 10 克，生乳香 9 克，生没药 9 克，延胡索 10 克，川楝子 10 克，香附子 10 克。

9 月 5 日二诊，服上药两天仅痛一次，疼痛程度亦减轻。但仍有头晕，烦躁，不寐，多噩梦，右胁痛，口渴饮冷，饮多则小腹胀痛，白带量多，夹杂血丝。右舌边有瘀点，脉弦。此属肝经血瘀，肝阳不戢。桂枝茯苓丸合佛手散加味：

全当归 10 克，正川芎 6 克，赤芍药 6 克，赤茯苓 10 克，桃仁泥 6 克，嫩桂枝 6 克，粉丹皮 6 克，生红花 6 克，北柴胡 10 克，香附子 10 克，泽兰叶 10 克，酒大黄 6 克。

9 月 9 日三诊，胃脘痛止。仍头晕，心烦不寐，口渴喜冷饮，左胸腹拒按，右下腹胀痛，手不能近。小便黄，大便两日一次，白带夹血液少量。脉弦数，舌边红，无苔。仍宗原方意加减：

全当归 10 克，生地黄 10 克，赤芍药 9 克，正川芎 6 克，北柴胡 10 克，苦桔梗 6 克，香附子 10 克，淮牛膝 10 克，泽兰叶 10 克，粉丹皮 6 克，生蒲黄 6 克，五灵脂 10 克，片黄芩 6 克。

9 月 12 日四诊，畏冷，目眩，少腹胀痛，尿频、尿痛、尿闭。脉舌同前。经停 7 月，血瘀下焦证谛。仍着重通经，桂枝茯苓丸加味：

嫩桂枝 6 克，赤茯苓 10 克，桃仁泥 6 克，郁李仁 6 克，赤芍药 9 克，粉丹皮 6 克，当归尾 12 克，生水蛭 5 克，酒大黄 10 克，泽兰叶 10 克，淮牛膝 10 克，卷柏 10 克。

9 月 15 日五诊，上方连服 3 剂，腹痛虽已，经仍未行。

原方再投。

9 月 19 日六诊，月经来潮，又复哮喘。用《石室秘箓》定喘至宝丹调治，哮喘缓解。

按：本例诊断为血瘀脘腹痛，与血结胸相似。叶天士《温热论》曰："阴主重浊，脉络被阻，侧旁气痹，连胸背皆拘束不遂，故祛邪通络，正合其病，往往久延，上逆心包，胸中痛，即陶氏所谓血结胸也。"《医林改错》谓"凡肚腹疼痛，总不移动，是瘀血，用膈下逐瘀汤。"本例脘腹疼痛，痛有定处，且兼见舌瘀、经闭，其为血瘀所致无疑。故始终用活血祛瘀之剂，不但脘腹痛止，而经闭亦通。

87. 痰饮心痛

孙某某，女，20岁，新邵陈家桥黄土岺，1959年10月29日诊。

患者年已二十，经水未潮。肢体羸弱，瘦如飞燕。心腹胁肋疼痛，嘈杂不宁，快快欲吐，吐则稍缓，胁下水声漉漉。前医迭用通经之剂，皆不见效。脉象沉滑，舌淡胖，白苔。脉症合参，证属脾阳不运，痰饮停积为患。

治法：健脾祛痰，温中化饮。方用苓桂术甘汤合苍泽二陈汤：

云茯苓9克，嫩桂枝6克，漂白术9克，法半夏9克，广陈皮5克，建泽泻6克，漂苍术6克，生甘草3克。

11月2日二诊，服上方3剂，痛止。脾为生痰之源，续用六君子汤调理脾胃，俾脾健湿去，以杜痰饮化生之源。

台党参12克，漂白术12克，白茯苓9克，法半夏9克，陈广皮5克，粉甘草3克。

服上方痰除痛瘳。

按：《金匮》谓"其人素盛今瘦，水走肠间，辘辘有声，谓之痰饮"。其病理变化，由于脾阳不运，三焦气化失常。秦皇士《症因脉治》谓"脾胃素弱，日饮水谷，不能消受，停积中脘，则成痰饮而痛"。痰饮既生于脾阳不运，故治宜温药和之。故本例初用苓桂术甘汤合苍泽二陈汤，后用六君子汤，皆不失温中健脾之旨意。

88. 虚寒胃痛（五则）

（1）

陈某某，男，51岁，湖南省公安厅招待所，1980年6月5日初诊。

患者有胃痛史多年。近日胃脘板滞胀痛，痛彻于背，嗳气则减，畏冷，口干喜热饮，廉于食物，小便自如，大便日三四次。舌质淡红，舌苔薄白，脉象沉弦。脉症合参，证属虚寒胃痛。因脾胃虚寒，运化失职，气滞中州，升降不行，故脘次板滞胀痛。此为本虚标实之征。

治法：补中散寒，理气宽胀。选用黄芪建中汤合香苏饮化裁：

北黄芪 10 克，嫩桂枝 6 克，酒白芍 15 克，香附子 10 克，紫苏杆 6 克、陈橘皮 5 克，公丁香 3 克，炙甘草 5 克，老生姜 3 克，南大枣 3 枚。

6 月 10 日二诊，上方连服 3 剂，诸症递减，药既对病，毋事改弦更张，原方赓服 5 剂，霍然而愈。

按：本证中气虚寒，气滞脘次，为本虚标实之候，所谓"虚而留邪，则病为实"是也。窃思胃痛既久，身体畏冷而嗜热饮，小便清长，大便不实，此脾胃虚寒之象盎然。胃脘胀痛及背，嗳气则舒，其为气滞无所遁情。故方用黄芪建中以补虚散寒；因脘次胀满，则去甜令中满之饴，而用香苏饮之苦降辛通者开拓气机，方病相对，收效捷如反掌。

（2）

黄某某，女，21 岁，某某剧团演员，1965 年 2 月 25 日门诊。

患胃痛数月，时痛时止，痛处喜按，胃脘痉挛，出现头足，呃逆呕吐，肢冷。脉细弦，舌质正，薄白苔。脉症合参，证属虚寒胃弱。

治法：温经散寒。用当归四逆加吴茱萸生姜汤更加香附子以理气：

全当归 9 克，桂枝尖 6 克，北细辛 3 克，通草 3 克，酒杭芍 9 克，香附子 6 克，吴茱萸 6 克，老生姜 3 片。

水煎服，三剂霍然而安。继服香砂六君子汤以资巩固。

按：《石室秘箓》认为虚寒胃痛，由于木不生火，则之肝缠寒滞。诸病和肝，当归四逆加吴茱萸生姜汤，能散肝经寒滞，温经止痛力强，故取用以治是证，颇为适合。余临证数十年，凡遇虚寒胃痛，常用此方加减所愈甚多。

（3）

王某某，女，38 岁，新邵陈家桥公社。1975 年 1 月 8 日其夫陪同来诊。

自诉胃痛有年，每值冬寒加剧，反复发作，迄今未愈。现在症见：胃脘疼痛痞满，痛彻于背，痛处喜按喜暖，嗜热饮，食则痞闷益甚，噫气稍舒。脉象沉弦，舌质淡，薄白苔。脉症合参，证属脾胃虚寒，气滞不运所致。《伤寒论》所谓："太阴之为病，腹胀满"是也。盖脾胃阳气不振，健运失职，故遇寒病增而喜热饮，食则痞满益甚；虚则喜按而脉弱，气滞中焦，升降失职，噫则气机拨，故痞闷稍减而觉舒适。

治法：温中祛寒，健脾理气，斡旋中州。方用小建中汤合理中汤加减：

台党参10克，焦白术10克，北干姜4克，桂枝尖6克，台乌药9克，炒白芍12克，香附子9克，川厚朴9克，白蒺藜9克，生甘草3克。

1月19日二诊，服上方5剂痛止，腹满亦除，食纳正常，赓用香砂六君子汤，以资调补。

按：关于虚寒胃痛，如属脾胃虚寒型，治宜温中健脾，大致以香砂六君子汤、黄芪建中汤、大、小建中汤、附子理中汤、吴茱萸汤、良附丸等加减。余根据上述经验，对于虚寒胃痛，辄用小建中汤、黄芪建中汤、理中汤等加减或合用，往往取得良好的近期疗效。

（4）

王某某，女，30岁，新邵陈家桥公社，1968年2月15日诊。

患者因子宫外孕，施行手术后，患胃脘痛，串胁彻背，痛甚则呕吐，或干呕、吐清涎，喜按，不渴。时作时辍，为时年余。脉象沉细弦，舌质淡，无苔。脉症合参，证属中阳不振，虚寒胃痛。

治法：理气温中，和肝止痛。方用《石室秘录》寒痛至圣丹加味：

全当归10克，嫩桂枝6克，炒白芍12克，漂苍术15克，高良姜5克，泡吴萸6克，千年健5克，甘松5克，白蒺藜9克，炙甘草5克。

上方连服5剂，呕痛全止，近期疗效颇佳。

（5）

贺某某，男，57岁，新邵南货加工厂，1968年2月1日诊。

患者年逾半百，体质衰弱，罹胃痛多年，作止无常。近日偶触料峭春寒，旧病复发，胃脘疼痛，喜按，得热痛减，频吐清水，唇淡口和，食纳不香，二便自如。舌淡，苔白，脉象迟弦。脉症合参，证属中阳式微，虚寒胃痛。

治法：温中理气，暖肝止痛。方用《石室秘箓》寒痛至圣丹加味：

全当归10克，嫩桂枝6克，酒白芍12克，漂苍术5克，高良姜5克，台乌药6克，川吴萸5克，炙甘草5克。

上方连服3剂，霍然而安。

按：虚寒胃痛，以良附丸、理中汤、建中汤、当归四逆汤、香砂六君子汤及本例所用寒痛至圣丹等等为常用有效方剂，随症加减，应用恰当，

往往效如桴鼓。寒痛至圣丹，用药偏重暖肝，因肝寒则涩而不舒，木不生火，中阳不振，故重用暖肝之药，以治其病发之因。古人有诸痛和肝之说，况肝气犯胃，为胃痛常见病机，故胃痛尤宜从肝着治。

89. 脾虚不食

杨某某，女，36岁，新邵一中，1977年10月18日初诊。

身体虚羸，有胃病史多年，反复发作。入秋以来，胃痛虽除，廉于饮食。刻下胃脘痞满，干呕恶心，食纳不佳，头晕耳鸣，腰痛，足膝无力。脉象沉细而弦，舌淡，薄白苔，面目憔悴少神。脉症合参，证属脾肾气虚。

治法：急则治标，当先健脾开胃，以资生化之源。疏香砂养胃汤加减：

台党参10克，漂白术10克，云茯苓9克，漂苍术6克，陈橘皮5克，川厚朴6克，白豆蔻5克，香砂仁5克，香附子6克，藿香杆6克，益智仁6克，生甘草3克，鸡内金5克，老生姜3片，南大枣3枚。

10月24日二诊，上述痞满、呕逆、不食等脾虚胃弱诸症悉已，而头晕耳鸣，腰膝无力等肾虚见症依然。缓则治本，当补肾气以培先天生生之本。用八味丸加减：

熟地黄10克，怀山药10克，云茯苓9克，青化桂3克，巴戟天10克，川续断10克，菟丝子10克，怀牛膝9克，山茱萸10克，鸡内金3克。

服上方肾虚诸症亦已。

按：脘次痞闷，漾漾欲呕，食欲不香，脾胃虚弱，升降失职之征。头晕耳鸣，腰膝痿软，肾气亏损所致。肾为先天之本，脾为后天之本，古人有补脾不如补肾，补肾不如补脾之论，其实二者，互相依存，一而二，二而一者也。故本例先用香砂养胃汤以补脾胃，急则治标也。后用八味丸加减，缓则治本也。层次尚属不紊。

90. 噫气不止

谷某某，女，26岁，学生，双植县人，1975年6月5日诊。

患者于1972年在XX医院学习时期，突然心悸气促，面色苍白，噫气不休。即赴该院卫生所就诊，诊断不明，复转该院附属一院神经科诊治，经多种检查，诊为：膈肌痉挛。

治疗过程：先后采用多种中西结合治疗措施，药物治疗，如服用奋乃静、木香顺气丸等，注射阿托品，新针疗法，刺合谷、内关、中脘等，虽经多方治疗，皆无济于事，依然嗳气如初。时值严寒，或受冷水刺激，其病发频繁而益剧。针药无效，一度遂置不问。

1975年5月，患者从长沙来新邵实习，偶浴资江，旧病顿复。甚至手触冷水，如手术时用药水泡手，亦嗳气频仍。脉象沉缓而迟，症状、治疗过程历如前述。脉症合参，证属胃虚气逆。盖胃气以下引为顺，乃生理之常。今中气虚寒，机体适应能力减低，复因外界寒冷刺激，内外之寒，两相呼应，故发为嗳气。

治法：重以镇逆，佐以苦辛通降。

仲景谓："嗳气不除者，旋覆代赭汤主之。"竞疏旋覆代赭汤合丁香柿蒂汤、加吴茱萸、枇杷叶：

台党参10克，代赭石24克，旋覆花5克（包煎），法半夏10克，公丁香3克，生甘草3克，柿子蒂10克，吴茱萸5克，枇杷叶2片（去毛），老生姜3片，南大枣3枚。

嘱服5剂，服完3剂，其病竟霍然而瘥，殊为初料所不及。

按：《灵枢》云："厥逆从上下散，复出于胃，"正此证写照。胃以通降为补。故张仲景制旋覆代赭石汤以治嗳气不除。后之医者，多有治验。周扬俊谓此方以治反胃嗳气，气逆不降者有神效。喻嘉言曰：昌取此方而治反胃嗳气，痰多气逆并哕者，活人已盈千累万矣。陆定圃曰：余尝以旋覆代赭石汤治嗳气频年者数人，投之辄效。沈仲圭曰：余曾以旋覆代赭汤合沉香降气散加减化裁，治建筑工人之嗳气，有复杯而愈之效。

余今以谷某某之例证之，深信仲景之方，实足千秋，诸家经验之言，诚不我欺。"他山之石，可以攻玉。"引录诸家之言，附殿于此，以资借鉴。

91. 呕吐

黄某某，女，26岁，新邵酿溪镇，1965年8月25日诊。

患者身肢瘦弱，于数年前，因产褥中食兔肉稍多，遂病呕吐，嗣后每逢饭后必吐，尤其早点后吐更剧，恶闻油腻气味，或见肮脏秽物必吐。经多方治疗，时作时止，迄未根愈。初则常以生姜佐餐，呕吐稍戢，迩来驯至生姜亦失效验。脉象弦细，舌红无苔。断为气滞血瘀，胃逆津亏，神思间病也。

治法：舒郁活血，润燥降逆。仿程氏启膈散法：

全当归9克，北沙参9克，丹参9克，砂仁壳6克，白茯苓9克，公丁香3克，生地黄9克，熟地黄9克，桃仁泥6克，绿升麻3克，川郁金6克，川贝母6克，荷叶蒂6克，生甘草3克。

服上方5剂即瘥。

按：本例见秽物即呕，与神思攸关，病虽愈，犹当静思养神。张鸡峰谓噎膈乃神思间病，法当内观静养。苏东坡谓顾凡病我者，举非物也，食中有蛆，人见之者必呕，其不见而食者，未尝呕也。请察其所以生：论八珍者必咽，言粪秽者必唾。二者未尝与我接也，唾与咽何从生哉，果生与我乎，知其生与我也，安则物之感者轻，和则我之应物者顺，外轻内顺，而生理备矣。东坡所谓食中有蛆，人见之者必呕，不见而食之未尝吐；论八珍者必咽，言粪秽者必吐。此即巴甫洛夫之条件反射。说明内观静养，注重"安""顺"，不唯对呕吐宜尔，既对一切病亦应如是。

92. 口吐清水

唐某某，男，15岁，学生，新邵一中，1979年5月2日门诊。

患者匝月以来，不时口泛清水，书桌之旁，狼藉满地。脉象濡细，舌质淡胖，面白无华。脉症合参，证属脾胃虚寒，饮邪上逆。

治法：温中祛饮以摄涎。方用理中汤、和胃二陈汤、香砂六君子汤合剂：

台党参9克，漂白术8克，北干姜3克，法半夏6克，云茯苓9克，陈橘皮3克，西砂仁3克，藿香杆5克，益智仁6克，生甘草3克。

连服5剂而安。

按：仲景谓饮邪当以温药和之。王节斋谓痰之动湿也，主于脾。阐明脾虚不克运化水湿，当以温药和其中州。仲景又曰：大病瘥后喜唾，久不了了，胸中有寒，当以丸药温之，宜理中丸；汪讱庵《医方集解》曰："有人坐处吐痰满地，不甚稠黏，只是沫多，此气虚不能摄涎，不可用利药，宜六君子汤加益智仁一钱以摄之。"秦伯未《中医临证备要》谓口多清水"常见于胃寒和泛酸证。"历观前述，皆谓本证，系属脾胃虚寒，治用温中，如出一辙。故本例用理中汤以温中散寒，用六君子以温中补气，杜其脾胃生湿之源，用和胃二陈汤和胃祛饮以扫脾胃痰湿之流，香砂理胃降逆以止吐，益智仁收摄津液。本末兼治，效如影响。

93. 寒热错杂吐泻

陈某某，女，24岁，新邵高桥公社银行，1975年12月16日诊。

初产迄今半载，当产后二月时，即病泄泻，完谷不化，便前腹胀痛，胸痞，口渴，食纳不佳，食则愠愠欲吐，前医曾用六君、理中之类，泄泻虽减，反增食物下咽即吐。一病缠绵，于兹数月，肢体日渐瘦损，形容日就憔悴。诊得脉象沉细弦数，舌质红光，无苔。脉症合参，证属脾胃寒热错杂、气机升降失调。

治法：苦降辛通，寒热互进，佐以芳香化浊、调理脾胃升降，唤醒脾胃机能。方用半夏泻心汤加苏叶、藿香：

台党参10克，法半夏10克，川黄连3克，子黄芩6克，北干姜5克，藿香叶6克，紫苏叶3克，生甘草3克，南珠枣3枚。

上方连服5剂，诸症涣然冰释。

按：脾胃一阴一阳，相反相成。脾属阴，恶湿，主运化，其气宜升；胃属阳，恶燥，主受纳，其气宜降。脾之清气不升，则泄泻、腹胀、腹痛，所谓清气在下，则生泄泻；胃之浊气不降，则呕吐、胸痞，所谓浊气在上，则生䐜胀。脾不散精上归于肺，故口渴。方中寒温并用，以调理脾胃，既用苦寒之芩连，复用温燥之姜夏，符合胃喜清凉，脾喜温燥之特点。苏叶、藿香芳香化浊，扫除中焦湿浊，况苏叶配黄连能止热呕，加强止呕之力。综观仲景之方，配伍精当，天衣无缝。全方功用在于斡旋脾胃，俾中焦气机一转，则清气自升，浊气自降，呕泻诸症，焉得不潜声匿踪。

94. 脾虚呕泻发热

郑某某，男，3岁，新邵新田铺，1976年7月28日门诊。

患儿素苦食少、呕逆，其脾胃消化机能不良，已露端倪。此次发热、呕吐、泄泻，口渴无度，食纳不思，稍食则呕，于兹兼旬。曾经某某医院儿科医师施用中西药物治疗，迄无效验，改转我院门诊。刻下症状悉如前述，诊得指纹青紫，脉象濡数。舌质淡红无苔。四诊合参，证属脾胃气虚，阳浮发热。

治法：调理脾胃，解热生津。选用七味白术散加减：

明党参10克，白茯苓6克，焦苍术6克，家葛根6克，藿香叶5克，川黄连2克，春砂仁2克，紫苏叶1克，鲜芦根9克，煨甘草2克。

8月3日二诊，服上方两剂，热减，呕泻止，食纳有加。肺主气，外合皮毛，其经内循胃口，肺胃相关。故用六君子汤加焦三仙，更加桑皮、地骨以泻肺热：

台党参5克，漂苍术5克，白茯苓5克，陈橘皮2克，法半夏2克，焦三仙各3克，桑白皮3克，地骨皮5克，粉甘草2克。

8月7日三诊，热降呕止，食纳尚未恢复正常。仍以调理脾胃是治。拟用异功散加乌梅、木瓜：

台党参5克，白茯苓5克，漂白术5克，陈橘红2克，盐乌梅2克，宣木瓜3克，生甘草2克。

异功散健脾理气，乌梅、木瓜，增加酸汁，促进食物消化。

按： 脾主肌肉，脾虚气浮，不能敛戢虚火，故肌肤发热。《金匮翼·阳浮发热》条曰："脾胃气虚，阳浮于外，其症上见呕吐，下为泄泻，其脉大而不实，身虽大热，切禁寒凉，宜甘辛温药温其中，使土厚则火自敛也。"此即东垣甘温除大热之意。脾胃气虚，运化失职，升降无能，胃气不降则呕吐；脾气不伸则泄泻；脾不散精于肺则口渴；脾不敛火则发热；脾胃纳化有忝则不食，食则呕泻。故用擅长治疗脾虚肌热，呕吐泄泻，虚热作渴之七味白术散，调理脾胃，辄奏捷效。

95. 虚寒泄泻

李某某，女，62岁，湘乡人，1965年11月16日门诊。

患者凤有腹痛泄泻史。此次大便溏泻20天，日四五次，便中夹血，腹满而绵绵作痛，喜按、喜热熨。伴眼花头晕，不渴，食欲不振。脉象沉细，舌质淡，苔白。脉症合参，证属虚寒泄泻，腹痛便血。

治法：甘温复阳，酸甘敛阴，以散寒止痛。用甘草干姜汤合芍药甘草汤：

生甘草9克，北干姜9克，炒白芍9克。

服上方二剂，诸症悉已。

按：成无己谓辛甘发散为阳，甘草干姜汤辛甘以复阳气。酸甘化阴，久泻恐其阴伤，故用芍药甘草汤以敛阴缓急而止痛。全方功能温中散寒，缓急止痛。《金匮翼》谓阳虚失血者，脾胃气虚，不能固获阴气也，所谓阳虚阴必走是耳。法当温中，可用理中汤加南木香，或甘草干姜汤，其效甚著。曹厌云，吐血须煎干姜甘草汤与服，或四物理中汤亦可。证诸临床，甘草干姜汤治阳虚便血，卓有效验。

96. 脾虚久泻

肖某某，男，47岁，新邵土桥公社苓背大队，1968年5月10日门诊。

患者有胃痛吐酸史多年。本年元月胃痛腹胀复增泄泻，时作时止，举发无常。一触寒冷或食荤腻，则脘次痞闷，嗳臭频仍，迄今五月未愈。昨日肉食后，痞满嗳气，泄泻不禁。脉象迟滑，舌质淡红，苔白腻。脉症合参，证属脾胃虚弱，运化失职。

治法：健脾消食，苦降辛通，斡旋中州。径用雷少逸《时病论》中之查曲平胃散以消息之：

漂苍术9克，姜厚朴9克，陈橘皮5克，山楂炭9克，湘神曲9克，鸡内金3克，生甘草3克。

二诊，服上方2剂，诸症悉减。续疏生姜泻心汤以升降脾胃阴阳之气：

老生姜12克，炙甘草9克，台党参9克，法半夏9克，川黄连3克，炮姜炭3克，酒黄芩9克，南大枣10枚。

上方连服10剂，诸症悉已。药后适值端阳节，酒肉饕餮，亦觉无羔。终书景岳新方胃关煎与之，以资巩固。

按：本例证属脾胃虚弱，运化不健，清阳不升，浊阴不降。浊气在上，则生膜胀，清气在下，则生泄泻。仲景生姜泻心汤，功能升清降浊，斡旋中州。用治脾胃气虚，伤食作泻，或食肉即泻者，颇有良好效果。

97. 痢疾兼外感

朱XX，男，31岁，教师，酿溪学校，1977年8月26日诊。

痢下红白，腹痛腹胀，里急后重，寒热，口渴，已历数日，初在某某医院诊治，大便常规镜检：黏液（＋＋＋）、脓球（＋＋）、红细胞（＋＋）。诊断为细菌性痢疾。曾服西药，效果不显；旋用中药葛根芩连汤合白头翁汤加地榆、木香、白芍，腹胀益甚。乃转就我处门诊。脉象浮滑而弦，舌质红，苔黄白腻。脉症两参，证属痢疾兼外感。外有表邪，肠蕴湿热，故显现上述症状体征。

治法：发表祛积，清热解毒。

荆芥炭10克，香白芷10克，川连须10克，子黄芩10克，炒白芍15克，花槟榔10克，金银花30克，莱菔子10克，川厚朴10克，炒青皮10克，广木香5克，生甘草3克。

二诊，连服三剂，寒热已除，腹不胀痛，大便溏薄，已无后重，惟余少量黏液。继用芍药甘草汤合香连丸加味而愈。

按：本例前医用葛根芩连汤合白头翁汤加味，方尚不误，何以腹胀益甚。再三推敲，窃思，患者尚有寒热表证，治宜仿喻氏逆流挽舟法解表祛邪，方不致闭门留寇。观前方虽有葛根解肌，究嫌力小；况又加以地榆兜涩，使邪无去路，此谓关门杀贼，仅见腹胀益盛，亦云幸矣。盖痢者不利，初起里急后重甚者，犹宜大黄泻下，何能涩止。此欲速不达之过。毫厘之差，千里之失，益证中医辨证论治之重要，有如此者。

98. 湿热痢疾

孙某某，男，58岁，农民，新邵酿溪镇大塘大队，1975年7月10日门诊。

三日前，初病泄泻，继则腹痛，里急后重，下利红白黏液，便次频仍，日夜数十次，口渴不甚喜饮，食纳欠佳。脉濡数，舌质暗红，舌苔黄白腻。脉症合参，病属痢疾，系湿热内蕴，气血阻滞，肠道受损。

治法：清热燥湿，调气行血。方用导滞汤化裁：

全当归10克，煨芍药12克，片黄芩9克，川黄连3克，花槟榔10克，广木香5克（磨兑服），杭青皮9克，炒枳实10克，川厚朴10克，莱菔子10克，马齿苋15克，粉甘草3克。

连服5剂，诸症悉已。

按：患者躬事庄稼，时值长夏，赤日炎炎，冒暑劳动，"足蒸暑土气，背灼炎天光"。暑湿热三气交蒸，身热则沐浴沧浪，口渴则饮食生冷或不洁瓜果，损伤肠胃，机体抗病能力低下，因而致痢。根据病机所在，治用清热燥湿，理气行血，所谓"行血则便脓自愈，调气则后重自除"，以是一帖而安。

99. 热痢

曾某某，男，2岁，于1975年10月21日就诊。患者发热口渴，便红白黏液三天，里急后重，日夜无度，啼哭不休。指纹红紫，舌质红，苔黄白腻。症状体征合参，证属表邪内陷，湿热滞于大肠，殃及气血。

治法：清热燥湿，理气和血，解毒发表，以期痢止。用白头翁汤合葛根芩连汤加减：

粉葛根6克，片黄芩5克，云黄连2克，广木香3克，荆芥穗3克，白头翁6克，金银花6克，杭白芍5克，粉甘草2克。

方中芩、连、白头翁味苦燥湿，性寒清热，为治痢主药；葛根清热生津止渴，升阳明之气，且佐荆芥以疏表；银花、甘草清热解毒，且善治痢；芍药配甘草和血舒经止腹痛；广香理气除后重，配黄连即为香连丸，为治痢良方。

三剂后痊愈。

按：痢者不利也，为湿热积于肠中，损及气血所致。治宜清热燥湿，理气和血。所谓"利血则便脓自愈，行气则后重自除"。初起有恶寒发热，头疼身痛，兼表证也。法当解表，如喻嘉言用人参败毒散以逆流挽舟。仲景治痢，表邪陷里，里热偏盛者，用葛根芩连汤；厥阴肝热，热迫下痢者，用白头翁汤。二方皆为热痢而设。故余治热痢，宗仲景法，常用二方合剂，随症化裁，往往能收如臂使指之效。

100. 便秘二则

（1）

刘某某，男，76岁，新邵寺门前乔亭大队，1973年3月10日诊。

高年津液素亏，因春节投桃报李，送往迎来，酬酢交错，"饮食自倍，肠胃乃伤"。兼之雨雪交作，春寒料峭，寒气袭人。疲劳、食积、外感，内外交困，损伤津液，遂病便闭腹痛。前医迭治多次无济，乃央余诊。刻下旬日不更衣，里急后重，腹痛逐日加剧，自觉阵阵气向下坠，下坠时腹绞痛难堪，辗转床笫，抢头捶胸，呻吟之声，震动四邻，已而矢气，其病略缓，顷刻复如故。脉象沉实结，舌燥苔黄。四诊合参，证属津亏气滞，传导失职。

治法：理气润燥，升清降浊。方用景岳济川煎加减：

全当归15克，肉苁蓉10克，川牛膝10克，炒枳壳10克，绿升麻5克，生首乌15克，玄明粉10克（兑），生白蜜120克（冲服）。

方中升麻升清，清升则浊自降；牛膝、枳壳理气降浊以通地道；当归、苁蓉、生首乌、生蜂蜜增液润燥，增水行舟；玄明粉软坚通便，一扫积滞。其中生首乌为治体弱津虚便秘之良药，长洲尤怡《静香楼医案》曾用其与玄明粉、枳壳治大便不通。张锡纯《衷中参西录》治便闭则用生蜂蜜调元明粉服。皆试之有效。今采用尤、张二氏之经验合济川煎汇为一方，增强协同作用，所投靡不获效。

先用肥皂液灌肠，继服上方一剂，霍然便通痛止。

按：胃主纳，脾主化，本例初回食纳正常，继则便秘不通，胃强脾弱可知。脾不运化，有纳无出，食积陈陈相因，便闭日久，肠日燥而便愈闭，燥矢累累矣。便闭而矢气，即为燥矢之征，《伤寒论》服小承气汤转矢气者，为胃家实，其明证也；腹绞痛者，以肠蠕动欲便而复不道，故气滞胀痛，得矢气稍缓，乃通则不痛之义。然而前医曾用大承气汤不效何耶？盖本例纯属津枯气滞而结，鲜有大热，大承气功擅泻热救阴，而润燥之力不足故尔。今用大队润燥增液之品，佐以升清降浊之剂，辄奏肤功。因肺与大肠相表里，大肠为传导之腑，变化出焉，然必赖肺气之降，上流之水下行，斯能传导变化而出。即天气不降，则地道不通，清气不升，则浊气不降之理。

（2）

何某某，男，60岁，农，新邵严塘上石大队，1973年3月6日诊。

久病之后，大便秘结，小便滞涩，少腹胀痛，历时两候以上，口干不喜饮，食纳不佳，暮热神昏。脉象沉细迟涩，舌质淡，无苔。面白神倦。四诊合参，证属脾肾俱虚，邪入血分，津虚气滞，便闭不通。

治法：温补脾肾，升降清浊，理气活血，润燥软坚。补泻兼施，寒热并用，有复合之证，斯有复合之方，疏温脾汤、济川煎、桃仁承气汤合用化裁：

台党参 10 克，黑附片 6 克，淮牛膝 6 克，炙升麻 5 克，全当归 10 克，生首乌 15 克，桃仁泥 9 克，嫩桂枝 6 克，酒大黄 10 克，元明粉 10 克，炒厚朴 10 克，冬白蜜 60 克（冲）。

方中参、附温补脾肾，升麻、牛膝升降清浊，桃仁、桂枝疏通血痹，芒硝软坚，大黄、当归、蜂蜜、生首乌增液润肠，促进便通。自诩用药周到，天衣无缝。

服两剂，便通痛止，续用开胃进食之品，调理脾胃而愈。

按：脾主运化，输布精气，肾司二便，又主五液。今脾肾俱虚，津液不能敷布，气机滞涩，故便闭尿涩；久病邪入血分，口干不饮，小腹胀痛，暮热神昏，斯为血瘀证谛。故治用生津活血。组方汇参、附、硝、黄于一帖，治寒、热、补、泻于一炉，或者不察，将訾为不伦不类。然而，相反相成之理，实自然造化之机，古人处方，所在皆是，非敢师心自用，独创奇特。

101. 二便便结

危某某，男，58 岁，新邵高桥公社，1964 年 5 月 21 日诊。

患者于劳动之后，突起二便闭结，腹部隐痛，不渴不食，涩涩恶寒，为时两天，曾用利水通便之剂，病仍依然。脉象沉紧，舌淡，无苔。脉症合参，证属虚寒二便闭结。

治法：补气温阳，以期便通。

北黄芪 15 克，上肉桂 9 克。

上二味，皆用盐水炒后，水煎服。一剂二便即通。

按：肉桂散寒化膀胱之气结，黄芪补肺脾之气，肺为水之上源，与大肠相表里，脾肺气壮，则肠胃之气亦旺，运化有权，其便自通，且黄芪能升清，清升则浊自降。此为下病上取，上窍通，则下窍利，为提壶揭盖，欲降先升之义。二味俱盐水炒者，以咸能入肾，肾主二便故也。药仅二味，从少许而胜多许，制方意义，颇耐寻味。

102. 血瘀头痛

喻某某，男，42 岁，新邵酿溪镇，1964 年 9 月 17 日门诊。

患头痛旬日。初,用川芎茶调散及西药治疗,效果不著,转请余诊。询知每届午后,自觉面目灼热,如火上炎,全身亦有热感,当头身热时,则头痛颇著,入夜多梦不寐,口不渴,食欲尚健。舌质紫暗,尖红,舌苔薄白,脉沉数而涩。脉症合参,恍然大悟,此证属血瘀头痛,不通则痛也。

治法:活血化瘀,以冀痛止。用王清任血府逐瘀汤:

当归尾9克,正川芎6克,赤芍药9克,细生地9克,桃仁泥9克,生红花9克,红柴胡6克,陈枳壳6克,苦桔梗6克,淮牛膝9克,净地龙5克,生甘草3克。

服1剂痛减,3剂霍然而安。

按:血郁则气滞,气郁化热,火性炎上,故觉火热上冲而头痛剧。川芎茶调散,为治风邪上攻而头痛之良方,本例初用不效,以其方不对证,风马牛两不相及,故而不效。王氏血府逐瘀汤,善治顽固性头痛而因血瘀所致者。范文虎谓顽固性头痛,失眠,胸痛,病久诸药不效者,常以此方去桔梗加气分药获效。《证治汇补》谓"瘀血相搏,皆能为痛"。头为清阳之府,血瘀阻其经络,与气相搏,脉满而痛。血府逐瘀汤功擅化瘀通络。且有桔梗升清,牛膝降浊,使升降复其常,故痛自已。

103. 阴结

雷某某,男,64岁,农民,新邵龙口溪公社,1979年4月14日门诊。

患者于20天前逐渐廉于饮食,呕逆噫气频仍;5天前更增便闭,腹部喜按,小便可,身痛,不寐,曾在某某医院住院。检查:三大常规正常,肠鸣音存在,未见亢进。连续治疗3天,效果不著,故来我处门诊。诊得脉象沉紧,舌质胖润,舌苔薄白。脉症合参,证属"阴结",即寒积便闭,符合现代医学慢性肠梗阻。缘脾胃主运化水谷者也,寒邪直中脾胃,中阳不振,运化无能而成痞塞之象。寒则收引,阳虚寒凝,故腹胀痛,便闭,所谓"太阴之为病,腹胀满"是也;下之地道不通,则气必上逆,故呕逆、噫气;不寐者,胃不和则卧不安也;身痛、脉紧、舌胖、苔白乃一派寒象。

治法:温中散寒,斡旋中州。用厚朴七物汤合温脾汤化裁:

台党参10克,黑附片6克,嫩桂枝6克,川厚朴12克,陈枳实10

克，酒大黄6克，草果仁5克，大腹皮8克，六神曲10克，酒白芍10克，北干姜5克，莱菔子30克。

6月16日二诊，服上方2剂，矢气频仍，腹胀痛大减，已能入睡。原方加玄明粉6克（兑服），决明子10克，便通痛止。

按：阴结即寒积便闭，如严寒冰封，阴霾蔽日，天地否塞之象。《证治汇补》谓："阴结者，阴寒固结，肠胃血气凝滞而秘结也。"治疗"必伏其所主，而先其所因。"本例用参、附、姜、桂、草果以温中散寒，枳、朴、莱菔、大黄、腹皮、白芍、神曲以破结通便。"通则不痛"，斯为治得其本。故一匕之投，诸症涣然冰释。

104. 湿热黄疸肿满

肖某某，男，59岁，新邵严旷野居村，1966年4月1日初诊。

黄疸肿满已久，杂治不效，已濒于危，举家仓皇，为备后事。现症见：面目全身悉黄而肿，胸腹胀满，呕恶不食，口干不喜饮，小溲短赤，大便数日未行。脉象滑数而弦，舌红，黄白腻苔。脉症合参，证属湿热困阻脾胃，土德卑监之象。

治法：清利湿热，斡旋中州。方用胃苓汤加味：

制苍术9克，漂白术9克，赤茯苓9克，川厚朴6克，陈橘皮6克，结猪苓9克，宣泽泻9克，西茵陈15克，大腹皮9克，嫩桂枝6克，山楂肉9克，生栀子9克。

4月6日二诊，腹胀面肿已消，但下肢仍肿，仿下肿宜利水湿，用茵陈五苓散加味：

西茵陈15克，建泽泻9克，赤茯苓9克，漂白术9克，结猪苓9克，嫩桂枝5克，薏苡仁15克，泽兰叶9克，炒栀子6克。

4月11日三诊，肿消黄退，胃醒能食。但食后觉饱。此为胃纳虽健，而脾运尚欠。以香砂六君去半夏，加柴胡、白芍：

台党参9克，漂白术9克，陈橘红5克，白茯苓9克，广木香3克，西砂壳6克，北柴胡6克，白芍药9克，粉甘草3克。

服上方，临床症状消失。但仍宜继续调治，方葆无虞。

按：丹溪谓："疸不用分其五、同是湿热，如曲相似。"《金匮翼》云："黄疸者……为脾胃积热，而复受风湿，瘀结不散，湿热郁蒸，或伤寒无汗，瘀热在里所致。"因湿热壅滞脾胃，失其运化之职，湿热郁积成黄，肿满不食。病因为湿热，病位在脾胃，故治疗从调理脾胃，清利湿热为首着，即治病求本之义。

105. 癥积

何某某，女，30 岁，新邵寺门前公社梅子大队，1964 年 5 月 26 日诊。

患脘腹积块如覆碗，坚硬疼痛已三月。食欲不佳，形体逐渐消瘦，面色日见萎黄。在家延医治疗，不效，复至邵阳地区某某医院治疗，又不效，谓须手术治疗。患者与余有桑梓之谊，同江饮水，比邻而居，乃不辞远道，专程就治于愚。脉象沉弦，舌质暗，无苔。四诊合参，证属癥积，系气血凝积而致。

治法：补脾益气，消坚破积，补泻兼施。用张锡纯理冲汤加味：

生黄芪 9 克，台党参 9 克，漂白术 9 克，生山药 15 克，天花粉 10 克，肥知母 10 克，京三棱 9 克，蓬莪术 9 克，鸡内金 9 克，生水蛭 5 克。

水煎，煎至将成加醋少许，滚数沸服。

上方连续服 20 余剂，块消痛止。陆续追访，至今未见复发。

按： 张氏谓理冲汤治"一切脏腑癥瘕、积聚、气郁、脾弱、满闷、痞胀、不能饮食。"愚用之以治癥瘕，不食等证，确有一定疗效。

106. 积聚（二则）

（1）

唐某某，男，32 岁，工人，新邵煤矿，1976 年 8 月 7 日诊。

腹有积块如覆杯，位于腹部两侧近胁下处各一，右侧者较大，长约五寸，宽约三指，竖直胁间；左少腹积块略小，上抵于脐，其积胀痛。伴见发作性头项强直龟缩，两手震颤，四肢麻木，甚至不能言语，神志尚清，为时两年。送经某某人民医院及某某地区人民医院多次诊治，原因不明，疗效不著，积聚依然。刻下来我院就诊，除具有上述症状体征外，尚见头晕、口渴、食纳不佳，二便自如。脉象弦数，舌质正常，无苔。脉症合参，证属癥积，系气血积聚，虚风内动所致。

治法：理气逐瘀，消坚破积，俾气血流畅，诸症当迎刃而解。选用张锡纯理冲汤加味：

生黄芪 10 克，台党参 10 克，怀山药 10 克，天花粉 6 克，净知母 6 克，京三棱 10 克，蓬莪术 10 克，粉丹皮 6 克，赤芍药 6 克，生水蛭 6 克，炙鳖甲 10 克，鸡内金 6 克。

上方连服 15 剂，积块翳然而灭，诸症涣然冰释。

按：肝之积，名曰肥气，在左胁下，如覆杯；肺之积，名曰息贲，在右胁下，覆大如杯。古之所谓肥气、息贲，包括今日之肝脾肿大。但本例积块，似非肝脾肿大而病位在皮里膜外者，要之亦属肥气、息贲范畴，乃气聚血积为害，病在肺肝。缘肝藏血，主疏泄，体阴用阳，动摇之象；肺主气，朝百脉，气为血帅，鼓嘘血液循环者也。今肺肝有眚，肝不疏泄，肺气失嘘，气血积聚。气血凝集，无以营养于筋脉，阴虚阳亢，虚风内动，则头项强直，四肢震颤、麻木，以风淫末疾，肝风动摇之象；肺气虚，吹嘘鼓盈力弱，故不能言语。又气不鼓动血液流行，致血积而为积聚。治宜着重理气活血。

附论：论积聚治法

积聚乃气聚血积所致，治宜理气活血，此不易之常法。尤在泾曰："王宇泰云，治积之法，理气为先，气既升降，津液流通，积聚何由而生。丹溪乃谓气无形，不能作聚成积，只一消痰破血为主，误矣。天地间有形之物，每自无形中生，何止积聚也。戴复庵只以一味七气汤治一切积聚，其知此道欤。"尤在泾、朱丹溪于治积聚之法，各执一是，分庭抗礼，然而，各有未备。须知事物皆具两重性，看事物要一分为二。气血二者，互相辅成，唇齿相依，不可须臾或离。从其生理而言，气为血帅，血为气母，阴生于阳，阳长于阴，一而二，二而一者也；从其病理而言，气滞可致血瘀，血瘀亦令气滞，互为因果，彼此影响，有如狼狈相依，常山蛇首尾呼应。例如气血一有怫郁则诸病蜂起，即其明证。夫积聚者，气滞血瘀为患。《金鉴》谓积聚"为外寒所袭，与内气血食物凝结相成也"。既为气血凝结而成，其治疗自当理气破血，固定不移之理。治是证者，理气破血其可偏废乎？所可商议者，须观其气血瘀滞之轻重，辨别病情之主次，予以相应施治，以期符合辨证法则。

尤在泾谓有形生于无形，以理气为先，于理不悖。盖百病皆生于气，气行则血行，故以理气为纲领，诚然卓著超超。然而血既凝而为积，不用破血，隔靴抓痒，何济于事，是故力主理气而避忌破血，则扪盘为月，一偏之见，未免不当。朱丹溪谓积为有形，只以消痰破血为主，亦应如此，因不破不立，血既瘀结成积，非事破血，何以攻坚破积，若徒事理气，南辕北辙，虽鞭之长，焉及马腹。然而，专出破血，而舍理气，瘀血无气以鼓嘘推动，瘀终不除，则又非是，不啻喻象为林，以偏概全，不符实际。要之气血相依，是为矛盾对立统一，殊不应偏执一端，若理气而舍破血，或破血而舍理气，近朱则赤，近墨则黑，入主出奴，皆非平衡之论，皆误也。朱丹溪、尤在泾，皆名震医林，各有千秋，于治积聚之法，知其一而不知其二，尚隔一间，千虑一失，白璧微瑕矣。

或者难之曰："戴复庵以一味七气汤治一切积聚，非从理气为先耶？"曰：七气汤治积聚，以理气为先是也。若仅事理气而舍破血则非矣，前已言之。况七气汤固然是以理气为先，然方中香附非血中气药乎，三棱、莪术非破血祛瘀，破瘀行气之药欤。诚如子言，以理气为先，破瘀为非，试问张仲景以桂枝茯苓丸、䗪虫丸治癥瘕等疾，皆重用破血之剂，则又作何解释，诚朝菌不知晦朔，惠蛄不知春秋矣。医者事关科学，毋能囿于成见，入主出奴；当凭客观实际，实事求是，辨证论治。若气滞而致血瘀者，气滞为重，则以理气为主，活血为辅；反之，血瘀而致气滞者，血瘀为重，则以破血为主，理气为辅。理气活血，并行不悖，斯为正治。余治唐某（见前），用理冲汤加味，以党参、黄芪、山药理气，即以丹皮、赤芍、水蛭破血，内金、鳖甲、三棱、莪术攻坚破积，收如臂使指之效果，即是明证，何须喋喋词费。

抑有进者，治积聚不仅理气破血已也，尤宜视症之所在，随证治之，如许学士云："大抵治积，或以所恶者攻之，所喜者诱之，则易愈，如硇砂、阿魏治肉积，神曲、麦芽治酒积；水蛭、虻虫治血积；木香、槟榔治气积；牵牛、甘遂治水积；礞石、雄黄、腻粉治痰积；巴豆治食积；各从其类也。若用群队之药分其势，则难取效。"故医者运用之妙，存乎一心，须以鸢飞鱼跃之态，慧眼灵心，观察变幻不居之病证及推敲病变之所在，加以治疗。反之，固执一成不变之见，刻舟求剑，胶柱鼓瑟以对瞬息变幻之病情，殊难泛应曲当，多有偾事者。余师舍余老人曰："医心独用神明化，依样葫芦怎标医。"言余不敏，素尚斯语。

（2）

朱某某，女，32岁，农，新邵严塘公社，65年11月3日入院，住院号2466。

患者已育四胎，俱健在。年来月经先后无定期，五月前停经两月，六月后淋漓漏下不绝，迄至九月二十五日骤然血崩盈盆，随即先后泻下两硬块，前者色紫黑，后者表面呈白色，内为无数颗粒状物体。腹中剧痛，下血三日，血止后，两侧少腹有积块，左侧宽约二寸，长约五寸，竖置如胡瓜；右侧大如覆杯，有压痛，推之上下左右移动。少腹微痛，饮食、二便自若。当即送赴某某人民医院住院治疗。诊断为卵巢囊肿或葡萄胎未曾下尽，需做子宫切除术。患者恐惧手术，十月三日来我处要求中药治疗。患者面色萎黄，口唇指甲颇白，舌暗无苔，脉象沉涩有力。脉症体征合参，证属积聚，为气血凝积所致。

治法：宜遂"坚者削之"之旨，活血祛瘀，行气散结。方用桂枝茯苓丸加味：

桂枝尖9克，白茯苓12克，粉丹皮8克，赤芍药9克，桃仁泥9克，当归尾12克，白蒺藜9克，玉竹参12克。

10月6日二诊，上方服后，腹痛较甚，头昏，下午足肿。此为药病搏击所致。所谓"若药不瞑眩，厥疾勿瘳"是也。无事更辙，仍以活血散瘀为法。方用牡丹皮散加减：

当归尾10克，牡丹皮9克，桃仁泥9克，淮牛膝6克，京三棱9克，赤芍药9克，蓬莪术9克，玉竹参9克，花蕊石15克（火锻）。

10月3日三诊，上方服后，左侧积块较软，药即得效，无须改弦更张，仍守祛瘀活血，更增补益之品。用张氏理冲汤加减：

北黄芪10克，台党参10克，淮山药12克，天花粉6克，蓬莪术9克，京三棱9克，当归尾9克，桃仁泥6克，生水蛭6克，鸡内金9克。

10月13日四诊，服上方，初则腹痛，鞭块减少，继则无所影响。原方加攻坚破积，虫蚁搜剔，咸以软坚之品再投：

原方加穿山甲6克。

10月15日五诊，病邪负隅自固。无所递减，改用王氏少腹逐瘀汤味：

全当归9克，老川芎5克，桃仁泥9克，五灵脂6克，延胡索4.5克，茴香9克，油肉桂6克，香附子6克，生水蛭6克，赤芍药6克，虻虫（缺）。

10月22日六诊，前方服后，积块时聚时小，大便秘结，病邪有化解趋势，原方直追，促其分崩离析，病愈指日可待。

少腹逐瘀汤加生水蛭、虻虫（缺）、玄明粉。

10月25日七诊，服前列诸活血逐瘀剂。患者不觉所苦，且日见面色红润，肌肤丰腴。因要求出院，带药回家治疗。

原方加附子。

11月13日八诊，病无增减，复用理冲汤加减，嘱其久服多服，以冀直捣黄龙，扫穴犁庭。理冲汤去知母，加楂肉、水蛭、桃仁、归尾、丹皮、香附。服至四剂，下红白色黏稠物若干，继服七剂，积块逐渐消失于无形。翌年春节，其夫何君专程走访，言其能参加正常劳动，他无所苦，后又连生二子，现母子无恙。

按：是病积聚，为气血凝结所致。采取坚者削之之治法，始终用活血祛瘀之剂，先后用桂枝茯苓丸、牡丹皮散、理冲汤及少腹逐瘀汤加减，服药四十余剂，用水蛭达半斤以上，终以痊愈。足证人间无不解决之矛盾，即无不治之疾病。关键在于医者病者是否有锲而不舍之耐心耳。古云大积大聚，其可犯也，衰其大半而止。本病用攻补兼施法，穷寇直追，不惟未见不良影响，且体质日益强壮，可见瘀去则新生，乘除之理，固如是也。

107. 风水

胡某某，男，24岁，新邵阳寺门前公社梅子大队，1967年6月20日诊。

患者于丁未仲夏，突病头面四肢皆肿，恶寒，咳嗽，气急，胸痛，倦怠食差，小便短少。小便常规：管型、蛋白及红、白细胞，皆为阳性。脉象浮涩，舌质胖嫩，白苔；两腰叩击痛明显。脉症体征合参，证属风水。系风寒之邪，阻滞三焦，决渎失职，水湿停滞。

治：宣肺疏表，行气利水。方用麻杏五皮饮加味：

麻黄绒9克，苦杏仁9克，北细辛2克，大腹皮9克，桑白皮9克，生姜皮6克，茯苓皮12克，陈橘皮6克，香附子9克，木防己9克。

6月26日二诊，上方连服4剂，肿已全消。续用当归芍药散合异功散加减：

西党参9克，赤茯苓12克，漂白术9克，陈橘皮5克，全当归9克，炒白芍9克，宣泽泻9克，老川芎6克，淮山药9克。

服上方，诸症悉蠲。再次小便检查正常。

按：本病为三焦决渎失职，水湿潴留。治疗当疏泄三焦、通调水道。开鬼门，洁净府，即发汗，利尿为其正治。本例所用麻杏，外能宣肺发汗，内可降气利尿，为治水肿必用之药。陈修园谓"麻黄力猛，能通阳气于至阴之下，肺主皮毛，配杏仁以降气，肺气下达州都，导水必自高原之义也。"故余治疗水肿，往往于相应方中，加此二味，或加麻黄、附子、细辛，效果较好。

108. 水肿（二则）

（1）

蒋某某，男，60岁，新邵茅坪公社，1966年春门诊。

患水肿经年，始则寒热，全身浮肿。曾在家延医治疗，肿消至膝，膝以下仍肿，久治不消。经XX医院诊断为慢性肾炎，肾功能有所破坏，治疗效果不佳，建议患者中药治疗，乃转我院门诊。症见：膝以下肿满如烂瓜，口和，廉于饮食，精力倦怠，不时畏冷，大便溏薄，小溲时多时少。脉象沉缓，舌质胖嫩，边有齿痕，面色不华，下肢凹陷性水肿。脉症合参，证属脾肾虚寒。

治法：温补脾肾，少佐利水消肿。疏五苓散合麻黄附子细辛汤加香附子、苦杏仁：

麻黄绒6克，苦杏仁10克，黑附子6克，香附子10克，北细辛3克，漂白术10克，赤茯苓10克，桂枝尖6克，结猪苓6克，建泽泻6克。

方用五苓散以洁净府而健脾，麻、杏以宣降肺气。附子、细辛以温肾而去水，复用香附以理三焦之气。脾、肺、肾三焦同治。

服上药三剂，水肿全消。赓续用六君子汤，济生肾气丸以温补脾肾之后，再次检查肾功能已正常，嘱继服金匮肾气丸，六君子汤以防死灰复燃。

按：张景岳以为水肿之治，须从肺、脾、肾及三焦着手，诚为千古创见。盖肺主气，为水之上源，气行水亦行；脾主运化水湿，如堤防以障水湿之泛滥；肾司开阖，主二便，功能调节水湿，又肾为胃关，关门不利，故聚水而从其类；三焦者，决渎之官，水道出焉，与水之调节相关尤切。基于前述，则水肿之治，不得须臾离开上述诸脏，昭然若揭。本例之治，即为佐证。

（2）

罗某某，男，13 岁，1976 年 3 月 20 日诊。

患儿 6 岁时即病水肿，经省、县各处中西医院治疗经年，不见好转。驯至高度浮肿，高蛋白尿，神疲食少，惟日服泼尼松以延残喘，金谓不治。71 年秋延余诊治，迄今 6 年，陆续治疗，煞费经荣，历考本草，遍检方书，苓、泽、猪、苡以利湿，参、茸、桂、附以温阳，诸味遍尝，病虽由重转轻，终未出险履夷，时消时肿，载轻载重，依然蛋白尿未除，肾功能难复。脉象沉细，舌质淡胖，少苔。四诊合参，证属肾阳亏损，水湿潴留。盖久病入肾，势所必然，况原即肾病，驾轻就熟，肾伤自是易易。

治法：温肾利湿，健脾益气。疏金匮肾气丸合防己黄芪汤加减：

熟地黄 12 克，怀山药 12 克，赤茯苓 10 克，宣泽泻 10 克，北黄芪 12 克，山茱萸 15 克，绵杜仲 10 克，木防己 8 克，巴戟天 10 克，漂白术 10 克，菟丝子 10 克，黑附片 6 克，北枸杞 10 克，上肉桂 3 克。

服上方渐渐好转，嘱其继续多服久服。

按：三年以来，陆续追访，得知坚守服用上方，三年中停停打打，约服百余剂，78 年以后，蛋白尿未再发现，肾功能接近正常。现发育尚可，在校念书，成绩优良，尤长绘画。

109. 脾虚水肿

张某某，女，65 岁，新邵县总工会，1975 年 6 月 10 日诊。

患者于本年春因悬饮（胸腔积液）在某某医院住院治疗，经时数月，病愈出院。旋病水肿，食饮欠佳，四肢倦怠，大便不实，小溲自如。前医不察病因，用洁净府法，用氢氯噻嗪利尿，旋消旋肿，终不济事。诊得脉象沉弦，舌淡胖无苔，面色萎黄。四诊合参，证属寒湿侮脾，土不制水，脾土卑监之征。

治法：亟宜健脾利湿，斡旋中州，以运四旁而肿自消，不得再事疏利。

北黄芪 10 克，台党参 10 克，云茯苓 10 克，怀山药 10 克，白莲肉 10 克，焦白术 10 克，炒扁豆 6 克，春砂仁 3 克，北干姜 2 克，香附子 5 克。

上方连服 12 剂，肿消食健，步履如常。

按：患者虽养尊处优，却多愁善病。计先后迭病胃脘痛、风心病、高血压及结核性胸腔积液。药炉茶鼎，无间春秋，几乎十稔。今春因治疗胸腔积液出院，复罹水肿。系因久病体弱，服药过多，损伤脾气，土气卑监不能制水所致。盖脾主制水，今脾虚不运，水湿泛滥，反侮脾土，焉得不肿。无如治者愦愦，舍本逐末，徒浚其流而不塞其源，南辕北辙，虽鞭之长，焉及马腹。幸而及时改弦更张，亟用温中健脾利湿，不汲汲于利水，而水自消于无形。

110. 阳虚水肿

谢某某，女，62岁，新邵花桥公社二房头大队，1976年8月16日初诊。

患者畴昔因抱丧女之恸，忧思伤脾，遂病腹满。今春又患水肿，于兹数月。全身浮肿，腰以下肿甚，脐腹更形肿满。廉于饮食，精力倦怠，小溲频数涩滞。脉沉细弦，舌质淡胖，中心薄白苔。面色苍黄，下肢水肿，指压凹陷不起。化验室检查，小便常规：蛋白（＋＋）、红白细胞均（＋）、颗粒管型（0—4）。四诊检查合参，证属脾肾阳虚水肿。

治法：补肾化气，健脾利湿，佐以洁净府，毋事重开鬼门。选用济生肾气丸合防己黄芪汤加味：

熟地黄15克，淮山药12克，云茯苓12克，粉丹皮6克，建泽泻10克，山茱萸10克，黑附片6克，嫩桂枝6克，生黄芪12克，木防己10克，漂白术12克，大腹皮6克，香附子10克，淮牛膝10克，车前仁10克（包煎）。

8月25日二诊，上方连服7剂，全身水肿大减，仍腹满食差。足证肾虚好转，脾湿仍在，着重健脾祛湿。药用甘淡苦辛通降，疏异功散合平胃散加神曲、麦芽（即养胃进食汤）：

台党参10克，白茯苓10克，漂白术10克，陈橘皮5克，漂苍术9克，川厚朴10克，六神曲10克，生麦芽10克，炙甘草3克。

8月29日三诊，上方连服四剂，水肿基本消失，腹胀食差如故。原意加重药物品味再投，径用胃苓汤加腹毛、川椒、草果：

漂苍术10克，陈橘皮6克，白茯苓12克，建泽泻8克，漂白术10克，建猪苓10克，嫩桂枝10克，大腹皮10克，川厚朴10克，川椒5克，草果仁6克，生甘草3克。

9月11日四诊，上方连服8剂，肿消食健，腹满顿减。小便检查正常。仍疏健脾理气之剂，以资巩固，而防古井重波，死灰复燃。

按：《伤寒论》谓："太阴之为病，腹满而吐，食不下。"腹满食差，为脾虚之征。腰以下肿，属久病入肾。肾主二便，小便不畅，为水停下焦，显然病关于肾气不化。因水肿之病位在于肺、脾、肾及三焦，其发展过程，大抵始于上焦肺，经中焦脾而终于下焦肾；或一脏独病，或两脏三脏同病并病，本例即为脾肾同病。水肿之治则，不外开鬼门、洁净府及去菀陈莝。后期病入脾肾，治宜培养火土，即温补脾肾，如先哲治后期水肿，咸用实脾饮、复元丹、真武汤、消水圣愈汤、金匮肾气丸之类，即其佐证；况仲景先师曾谓"病痰饮者，当以温药和之"。痰饮、湿病、水肿病皆因水液代谢失调而潴留为病，同源异流。痰饮当用温药，水为阴邪，易伤阳气，尤宜温脾肾之阳以助其利湿化气，温化水邪，故本例始终皆用温补脾肾取效，即秉承此义。

111. 汗后心下痞硬

黄某某，男，37岁，某某药材公司职员。1976年4月20日诊。

病外感寒热三天，曾自服中西药，病不见减，乃深夜延愚诊治。症见：身热心烦，咳嗽胸满，微觉口渴。脉象滑数，舌质红，苔薄黄。脉症合参，证属表邪未解，里热渐萌，有邪由上焦肺卫渐及中焦阳明胃府之势。

治法：辛凉透表，少佐苦寒清泻，以期汗出热解。用桑菊饮合栀豉汤：

冬桑叶6克，杭菊花9克，鲜芦根12克，北连翘10克，苦杏仁9克，山栀子10克，淡豆豉一撮，苦桔梗6克，薄荷叶3克，生甘草3克。水煎服。

4月22日二诊，服上方汗出鼻衄，表证已除。鼻衄俗名红汗，与汗亦同功。《伤寒论》有"表证仍在，此当发其汗，服药已，微除，其人发烦目暝，剧者必衄，衄乃解"之训。但是，一波未平，一波又起。今表邪虽已，复见心下痞硬，廉于饮食，频吐清涎，肠鸣便泻。此为水气中阻，脾胃升降失常所致。《伤寒论》云："伤寒汗出，解之后，胃中不和，心下痞硬，干呕食臭，胁下有水气，腹中雷鸣，下利者，生姜泻心汤主之。"遂沿仲景法，乃径书生姜泻心汤原方与之：

台党参10克，法半夏8克，子黄芩6克，川黄连3克，北干姜4克，炙甘草4克，老生姜10克，南大枣5枚。

水煎服，一剂诸症顿减，二剂加茯苓、益智，病遂全瘳。

按：脾喜燥，胃喜润，脾宜升，胃宜降，同为运化水谷之脏腑。倘脾胃不和，寒热、升降失职而致痞硬呕泻者，取功能调理脾胃寒热、升降之生姜泻心汤以治之，殊为方证吻合。

附论：生姜泻心汤中组成药味，寒热补泻同用，是否颉颃？夫汗后亡津，胃中空虚，客气上逆，因而心下痞硬，其机理不外阴阳升降出入为病。有人认为人身内外作两层，上下作两截，而内外上下，每如呼吸，而动相牵引。譬如攻下而利，是泻其在内之下截，而上截之气既陷，内上既空，其外层之表气，连邪内入，此结胸之根也；譬如发表而汗，是疏其在外之上截，而在内之气跟出，内上既空，其内下之阴气上塞，此痞闷之根也。此为阴阳升降、盈虚、消长、自然之理。

至于集寒热补泻于一方，煎于一炉，饮于一腹，是否拮抗？或者虑其补其非所当补，以实其实；攻其非所当攻，以虚其虚；以热助热，如火益燃；以寒益寒，如水益深。存此顾虑者，是单纯药物观点，未曾从药物作用于人体病症考虑。徐灵胎早已议论及此：两药异性，一水相煎，使其相制，则攻者不攻，补者不补，不如勿用。若或两者不相制，分途而往，则或反补其所当攻，攻其所当补，则不惟无益，而反有害，是不可不虑也。盖药之性，各尽其能，攻者必攻强，补者必补弱。如大黄与人参同用，大黄自能逐去坚积，决不反伤正气；人参自能充盈正气，决不反补邪气。张隐庵亦言，寒热补泻兼用，在邪正虚实中求之。徐、张二氏之论，皆阐明药物之作用，必须以病证作为前提，不能单从药物观点出发，以贻刻舟求剑之诮。

112. 脾虚痞满

傅某某，女，28岁，新邵花鼓剧团，1959年10月12日诊。

患者近一年来，脘腹痞闷隐痛，愠愠欲呕，口中和，廉于饮食，小便正常，大便溏薄。脉象沉缓无力，舌质淡，边有齿痕，舌苔薄白。脉症合参，证属脾胃虚寒，运化失职。

治法：健脾和胃，斡旋中州。方用香砂养胃丸：

潞党参 10 克，炒白术 10 克，白茯苓 10 克，漂苍术 6 克，川厚朴 6 克，陈橘皮 5 克，春砂仁 5 克，白蔻仁 5 克，香附子 6 克，粉甘草 3 克，老生姜 9 克，南大枣 3 枚。

方中四君补中益气，平胃除湿散痞，白蔻、砂仁，芳香醒脾，大枣调和营卫。综合全方为调理脾胃平正切用之良方。

上方连服 5 剂，霍然而安。

按：《伤寒论》太阴病提纲谓"太阴之为病，腹满而吐，食不下，自利益甚，时腹自痛"。本例痞满不食，泛泛欲呕，其为太阴脾经虚寒无疑。太阴喜燥恶湿，治宜温运。故余遇痞满不食，脾胃虚寒所致者，辄用香砂养胃丸，往往应手取效。

113. 喘咳肿胀

石某某，男，23 岁，新邵坪上，1966 年 2 月 12 日诊。

病起两年，刻下喘咳气急，怔忡，嘈杂，胸腹胀满，四肢面目浮肿，足膝疼痛。曾经在某某医院住院，诊断为"风湿性心脏病"，疗效不著而出院。脉象细数，舌质暗，苔白，面色黧黑。脉症合参，证属肺肾气逆，水饮凌心。

治法：降气平喘，宣阳化饮。用苏子降气汤加味：

紫苏子 9 克，陈橘皮 6 克，法半夏 9 克，全当归 9 克，信前胡 9 克，川厚朴 6 克，青化桂 3 克，朝鲜参 6 克，沉香末 3 克（兑），炙甘草 6 克。

服上方喘肿皆减，胸廓豁然自适。

按：据现代医学分析：心脏病实质损伤者，颇难根治。但经验证明，心脏病导致之喘咳肿胀等症，用苏子降气汤加人参、沉香等味，确凿能减轻临床症状，已屡试不爽。

114. 臌胀

曾某某，男，67 岁，农民，1979 年 11 月 1 日门诊。

患者病肝炎有年，近两月以来，逐渐腹胀如鼓，青筋显露，腹满不安，两胁隐痛，行动气促，下肢末端水肿，饮食减少，稍进食粮，其胀益甚，大便秘结，小便短少。曾在某某医院住院治疗匝月，不见好转，乃就我处门诊。诊得脉象沉弦，唇色紫暗，面色晦滞。四诊合参，证属气滞血瘀，脾虚水困。

治法：《内经》有"先病而后生中满者治其标"之训，因以行气散瘀，泻下逐水是治：

蓬莪术 10 克，延胡索 8 克，全当归 10 克，赤芍药 10 克，陈橘皮 6 克，大腹皮 10 克，赤茯苓 10 克，车前仁 10 克（包），建泽泻 10 克，香附子 10 克，黑丑牛 10 克，老生姜 10 克，红砂糖 30 克（兑）。

水煎服。上方连服 10 余剂，肿胀日减，食纳有加；继服沉香百消曲（即香附、丑牛、灵脂、沉香组成），肿胀全消。惟腰腿痛麻，艰于步行，乃肾虚之征，疏金匮肾气丸加减，以资调理，后用实脾饮收功。

按：臌胀原因不一，其病胶固，难以速愈。本例辨证为气滞血瘀，脾虚水困，故用行气散瘀，健脾泻水为治，取得近期疗效。朱丹溪谓："气血冲和，万病不生，一有怫郁，诸病生焉，故人生诸病，多生于郁。"《丹溪心法·臌胀·附录》曰："是脾具坤静之德，而有乾健之运。故能使心肺之阳降，肾肝之阴升，而成天地交之泰，是为无病。今也七情内伤，六淫外侵，饮食不节，房劳致虚，脾土之阴受伤，转运之官失职，胃虽受谷，不能运化，故阳自升，阴自降，而成天地不交之否，清浊相混，隧道壅塞，郁而为热，热留为湿，湿热相生，遂成胀满，经曰，鼓胀是也。"观此，则知气血郁滞，脾虚不运，皆为鼓胀之由。

115. 虚寒肿胀

唐某某，男，53 岁，新邵沈家桥，1964 年 4 月 13 日初诊。

患者自去岁中秋卧病，迄今半载有余。症见：脘腹胀满，足面浮肿，廉于饮食，间嗜热饮，瑟缩畏冷，尿少便溏。脉象沉细，舌质淡，边有齿痕，薄白苔，面色苍白，天然不泽。脉症合参，证属脾肾阳虚，火土伤败。

治法：温补脾肾，助阳化湿。用香砂养胃汤加减：

潞党参 15 克，炒白术 9 克，云茯苓 9 克，茅苍术 6 克，川厚朴 6 克，陈橘皮 5 克，西砂头 3 克，白蔻衣 5 克，香附子 6 克，黑附片 6 克，鸡内金 3 克，炙甘草 5 克，老生姜 3 片，南大枣 3 枚。

4月19日二诊，肿胀渐消，食纳有佳。赓用资生丸：

台党参9克，炒白术9克，云茯苓9克，陈橘皮5克，白莲肉12克，芡实9克，山楂炭6克，炒麦芽5克，薏苡仁12克，春砂仁3克，正山药12克，炒扁豆9克，川黄连2克，藿香梗6克，苦桔梗3克，白豆蔻3克，六神曲6克，炙甘草3克。

服上方后，诸症悉愈。

按：肾主水，脾主利湿，脾肾阳虚，火不燠土，无从温化水湿，故发为浮肿。脾虚则不食，腹胀，肾虚则畏冷，脉沉细。本例之治，着重健脾，佐以温肾。香砂养胃汤，为脾虚痞满不食有效之剂。资生丸既无参苓白术散之补滞，又无香砂枳术之燥消，能补能运，臻于至合，为健脾养胃名方。因用此二方收效颇捷。

116. 脾虚胀满

肖某某，男，51岁，1979年12月27日门诊。

患者有冠心病史。近月余来，大便不调，时结时溏，日便二三次，欲便又复难出，肛门坠胀，有里急后重之状，伴呃逆频仍，腹部胀满，五心烦热，食少无味，食后饱胀益甚，小便正常。脉濡，舌质正常，苔白腻。脉症合参，证属脾胃不和，升降失职，湿邪内淫，中州痞塞。

治法：调理脾胃，斡旋中州，升清降浊，以祛湿邪。

北黄芪12克，台党参10克，漂白术10克，云茯苓10克，炙升麻3克，建泽泻5克，川牛膝10克，肉苁蓉10克，全当归10克，川厚朴10克，杭青皮6克，陈橘皮6克，炙甘草5克。

脾恶湿，四君、泽泻补脾利湿，使中气一转，以运四旁；黄芪、升麻升脾之清气，清升则浊自降；牛膝、厚朴降胃之浊气，浊降则清自升；青皮、陈皮醒脾胃之滞气；脾经少血多气，故用当归、苁蓉生血，灌溉脾经，以助通便。

12月29日二诊，上方服一剂后，矢气频仍，腹胀即消；2剂后大便通畅，二日一次，食纳明显增加；5剂后肛门无重坠感，烦热亦除。药既对证，毋事改弦更张，仍以调理脾胃为治，以资巩固。

六君子汤加山药、扁豆、神曲而愈。

按：《伤寒论》云："太阴之为病，腹满而吐，食不下，自利益甚，若下之，必胸下结硬。"高学山《伤寒尚论辨似》释本条云："太阴为湿土，食不下，湿气得邪而上升之应；自利腹满，寒气得邪而下迫之应。"足证腹满，呕逆，不食等症，系为脾胃清浊升降失职所致。《内经》早已明言浊气在上，则生䐜胀，清气在下，则生飧泄。故本例用调理中州，升降清浊法取得满意效果。

117. 脾虚肿胀（二则）

（1）

罗某某，男，57岁，新邵寺门前公社梅子大队，1972年4月20日初诊。

患者素体羸弱，病喘嗽有年。今年复病腹胀身肿，足膝软弱无力，伴头目眩晕、便溏、腹痛、畏冷，迄今月余。脉象沉细弦，舌质淡胖，边有齿痕，舌苔白腻，面色萎黄无华。脉症合参，证属火土伤败，水湿肆逆。

治法：燠火培土，行气利水。方用胃苓汤化裁：

漂苍术9克，漂白术9克，川厚朴9克，陈橘皮6克，赤茯苓9克，川椒目5克，企边桂5克，结猪苓9克，建泽泻9克，尖槟榔9克，草果6克，黑附片6克。

4月27日二诊，服上方，肿胀已消，食纳有加。但仍头晕，腹痛，畏冷，足膝无力。此属土虚木贼，肝脾不和。治宜补土平肝：

台党参12克，焦白术9克，白茯苓9克，陈橘皮5克，北干姜3克，炒白芍9克，北防风6克，泡吴萸5克，炙甘草3克。

诸症悉已。

（2）

罗某某，男，32岁，某某中学教师，1973年4月25日诊。

因胃溃疡病，行切除手术后，后贻脘腹胀痛，食纳不佳，迄今匝月。曾用西药治疗殆遍，终勘效验。脉象沉缓，舌淡苔白。脉症合参，证属脾虚气滞，运化失职所致，西医谓之肠鼓气。

治法：温运中焦，斡旋气机。方用胃苓汤加减：

漂苍术9克，漂白术9克，姜厚朴9克，陈橘皮6克，白茯苓9克，嫩桂枝6克，大腹皮6克，川椒5克，草果6克，鸡内金5克，南木香6克，生甘草3克。

服上方，胀痛皆消，食纳已香。

按：上二例皆属脾虚不运，发为肿胀。例一，因久病脾肾两虚，火土衰弱，阴霾滔天，水湿泛滥，所谓"诸湿肿满，皆属于脾"是也。是以用益火培土，以消阴翳。例二，为术后脾胃受损，气机呆滞，因而脘腹胀痛，所谓"痛则不通"是也。故用斡旋气机而愈。二例所用基本方虽同，而一则偏重温补火土以祛湿，一则偏重转运中州以理气，则又有异。

118. 脾虚臌胀

刘某某，男，30岁，新邵土桥公社回龙大队，1965年8月7日门诊。

患肿胀三年，近来加剧。刻下腹胀如鼓，青筋突起，头足浮肿，阴囊肿如栲栳，甚至脉管胀破，血液四溅。喘咳气促，间或咯血。口干不喜饮，稍进食粮，其胀益甚，小溲短赤，大便不畅。前更六医，硝、黄、芫、戟等攻下之品，用之殆遍，病症依然不除。转央余诊，诊得脉象沉弦，舌暗，苔薄白，面色黧黑，夭然不泽。脉症合参，断为土虚木贼，气滞湿留。

治法：健脾理气，清热利湿。方用中满分消丸合消胀万应汤化裁以消息之。兼服西药氢氯噻嗪。

西党参9克，漂白术9克，白茯苓9克，陈橘皮6克，法半夏9克，片黄芩6克，云黄连3克，北干姜6克，西砂仁3克，大腹皮12克，净知母9克，宣泽泻9克，地骷髅3个，陈枳实9克，鸡内金9克。

连服上方10剂，腹及足面肿胀已消，青筋怒张大减。但仍便秘，左侧阴囊肿胀未全消。效不更方，原方加入活血之品以治之，肿胀全消，食纳已健，粗告临床治愈。

按：经云："诸湿肿满，皆属于脾。"本病为土败木贼，脾不健运，湿留气滞，久而化热，湿热壅滞，导致阴阳升降失常，因而清浊相混，隧道壅塞，郁而不行，气留血涩，湿气内停，遂成肿胀。治宜健脾理气，脾健自能交通上下，斡旋四旁而病自瘳。

119. 肿胀

何某某，男，30岁，新邵严圹完小教师，1968年5月12日初诊。

患者于去秋病水肿，迁延至今未愈。曾在某某医院住院治疗，诊断为慢性肾炎，治疗效果不显而出院。出院时，尚有高蛋白尿，高水肿。转来我处就诊。刻下面浮足肿，腹胀如箕，畏冷，食差，小便短少。脉象沉细缓，舌质淡胖，边有齿痕，白苔。脉症合参，证属脾肾两虚，水湿积聚。

治法：益火扶土，温运水湿。用胃苓汤加味：

漂苍术 9 克，漂白术 9 克，川厚朴 9 克，陈橘皮 6 克，赤茯苓 12 克，嫩桂枝 9 克，建泽泻 9 克，结猪苓 9 克，草果 6 克，花槟榔 12 克，川椒 6 克。

5 月 18 日二诊，服前方 5 剂，肿胀顿减。继用外台茯苓饮加味：

台党参 12 克，漂白术 9 克，白茯苓 15 克，小枳实 9 克，陈橘红 6 克，川厚朴 9 克，薏苡仁 12 克，川椒 5 克，老生姜 9 克。

5 月 28 日三诊，连服上方 9 剂，肿胀基本消失。疏金匮肾气丸。

6 月 8 日四诊，上方连服 10 剂，诸症全消。但小便镜检：尚有极微蛋白。终用六君子汤合当归芍药散，以冀痊愈。

按：脾主运化水谷，脾之健运失职，土不制水而水反侮土；肾主二便，为胃关，关门不利，故聚水而从其类。治宜温运脾阳，扶助命火，毋使火土伤败，斯为上策。夫脾恶湿而喜燥，水湿壅脾，当以温药和之，故初用胃苓汤加味，分消水湿，温运中州；继用外台茯苓饮加味，补脾利水。然而久病入肾，肾具水火，惟金匮肾气丸为补肾中真阴真阳之要药，治肿胀之第一方，故终用肾气丸以扶水火。

120. 阳虚肿满

张某某，女，52 岁，新邵新田铺，1974 年 5 月 15 日初诊。

患者昔年因流产后，断续漏血三年，继而白带缠绵。今年春节后，胸腹胀满，浸及四肢浮肿。呕吐白沫，廉于饮食，自汗，畏冷，精力疲惫，步履维艰，大便结，小溲短。脉况细如丝，舌质淡，中心薄白苔，面色㿠白不泽。四诊合参，证属脾肾阳虚，水湿停积。

治法：健脾温肾，安定二天。用真武汤合复元丹加减：

高丽参 5 克（磨兑），漂白术 15 克，黑附片 9 克，云茯苓 15 克，炒白芍 9 克，青化桂 3 克，宣泽泻 9 克，小茴香 6 克，川椒 5 克，广木香 6 克（后下），吴茱萸 9 克，川厚朴 9 克。

5 月 21 日二诊，上方连服 6 剂，肿减食增，精力陡旺。脉仍沉细不起，用陈修园消水圣愈汤加减：

黑附片9克，嫩桂枝9克，北细辛3克，麻黄绒6克，木防己9克，净知母6克，漂白术15克，白茯苓15克，台党参12克，老生姜3克。

6月3日三诊，上方连服8剂，肿胀基本消失，食纳正常。距家十余里，能步行往返就诊，较初次背送治疗，跬步须人扶持时，前后恍若两人。书实脾饮以善其后。

按：本例证属脾肾阳虚，火土伤败。脾阳不振，不能运化水谷，故肿满不食。肾阳式微，开阖失职，故二便不调，聚水而从其类。且先后二天，互相依存，肾火不能煦土，则脾运不足；脾不输精于肾，肾自不能作强。故用健脾温肾是治，竟奏肤功。

121. 胃热中消

马某某，女，20岁，1977年12月30日门诊。

患者近来多食善饥，食不知饱，每餐吃八两米，不计菜肴好坏，饶觉香甜。食后尚见食垂涎，常有饥色，虽多食而肌肤日见瘦损。伴见白带量多，口渴不止，小便较多。脉象沉数，舌质红无苔。尿糖（＋＋）。脉症检验合参，此病为消渴，即糖尿病，为胃热所致。

治法：滋阴清热。选用甘露饮：

生地黄10克，熟地黄10克，天门冬10克，麦门冬10克，子黄芩5克，金石斛8克，茵陈蒿10克，陈枳壳6克，生甘草4克，枇杷叶10克。

守方连服40余剂，诸症悉已。连续两次检查小便，未发现糖尿。

按：《金匮翼》谓："内经曰，大肠移热于胃，善食而瘦，谓之食亦。夫胃为水谷之海，所以化气味而为营卫者也，胃气和，饮食有节，气血盛而肤革充盈；若乃胃受邪热，消灼谷气，不能变化精血，故善食而瘦也。病名食亦，言虽食亦若饥也。"上述"食亦"证，类似"中消"。中消为胃热，甘露饮治胃热善食，不生肌肉，方证吻合，故而取得一定疗效。

122. 小便不禁

孙某，男，42岁，新邵，农民，1958年冬门诊。

病小便不禁，尿多，一夜须小便七八次，甚至遗尿于床，为时半年。伴见头晕，头痛，足膝冷。脉象沉细，舌质淡，薄白苔。脉症合参，证属肾阳式微。盖肾主二便，司开阖，为封蛰之本。肾阳不足，封藏失职，有开无阖，故小便直趋而下。

治法：温补肾阳，以利封蛰。

台党参15克，黑附片9克，山茱萸30克，益智仁6克，台乌药10克，桑螵蛸6克。

入盐少许，水煎服。

4剂霍然而安。

按：陈修园云："遗尿者，小便不禁是也，主肾虚。余每用附子人参各三钱，山茱萸一两，或加益智仁二钱，水煮入盐少许服，多效。"余仿陈氏法，连年以来，治愈是证多例。

123. 膀胱湿热

扬某某，女，28岁，教师，1979年7月12日初诊。

患者病小溲涩痛两月，反复发作，近日加剧。症见：腰疼，尿频，尿急，尿痛，微恶寒热，头晕，食纳不香，大便膨胀。脉象沉弦，舌质红，少苔。小便化验：脓球（＋＋），红细胞（＋＋），蛋白（＋），西医诊断为肾盂肾炎。脉症合参，证属肾虚兼膀胱湿热。

治法：清热利湿，育阴解毒。用五淋散合猪苓汤加银花、连翘：

全当归10克，白芍药10克，栀子仁9克，赤茯苓10克，北连翘10克，金银花10克，建泽泻10克，结猪苓8克，六一散15克，正阿胶10克（烊化兑服）。

方中栀子、六一散、二苓、泽泻以清热利湿；阿胶、归芍养阴；银花、连翘清热解毒。寓育阴于利水之中，渗利而不损正。

7月25日二诊，服上方5剂，尿频、尿急、尿痛等膀胱刺激征悉已，小便检查（－）。惟腰尚隐痛、肢体乏力，月经50天未潮。脉沉细，舌质红，无苔。此为湿热已除，肾虚未复。疏加味六味地黄丸：

生地黄12克，怀山药10克，白茯苓10克，建泽泻6克，粉丹皮5克，北枸杞10克，北五味5克，川续断10克，香独活10克，桑寄生10克。

8月4日三诊，月汛来潮，诸症悉已。原方加减再投，以资巩固。

按：湿热之证易于伤阴。故治是证，清热利湿不可过剂。尤宜于清热

利湿中，佐以育阴之品。稽考仲景先师之猪苓汤开育阴利湿泻热之先河，正如有清·王旭高所谓"寓育阴于利水之中"是也。陈修园所赋"五淋散"诗曰"气化原由阴以育，调行水道妙通神"，亦是此意；时贤岳美中氏治肾盂肾炎，常用猪苓汤，谓"猪苓汤能疏泄湿浊之气而不留其瘀滞，亦能滋润其真阴而不虑其枯燥"，皆是此意。足见英雄之见略同。喜仲师之法，一脉相传，千古不替。不佞师承先贤衣钵，治是证时，往往于清热利湿之中，佐以育阴之品，双管齐下，俾水利而阴不伤，率奏良效。选方如五淋散、猪苓汤、六味地黄丸之类予以化裁，或五淋散、猪苓汤合剂，本案即是一例。八正散之类，后期不可多用。区区心得，即在是也。鸳鸯绣出凭君看，已把金针度与人。

124. 湿热石淋

吕某某，男，32 岁，新邵县供销社，1968 年 6 月 12 日初诊。

突起腰腹绞痛，痛引少腹向阴部放射，尿频、尿急、尿痛，尿涩而余沥不尽，不时血尿。口渴，食纳不香，大便闭塞。脉象弦数，舌质红，舌苔黄腻。脉症合参，证属石淋。系因清浊相混，升降失职，湿热蕴结下焦所致。

治法：清热利湿，育阴通淋。方用五淋散加味：

全当归 18 克，白芍药 15 克，赤茯苓 9 克，瞿麦 9 克，山栀仁 9 克，海金沙 15 克，川牛膝 12 克，六一散 18 克，车前草 15 克，葱白 5 克（后入煎），水煎急服。

方中葱白，后入煎，取其入肺以通阳利尿。

6 月 14 日二诊，上方一昼夜连服 3 剂，疼痛减轻，小便量略增。

治法：仍以清热利湿为主，佐以宣降肺气。方用八正散合倒换散加味：

麻黄绒 9 克，苦杏仁 9 克，山木通 9 克，车前仁 9 克，萹蓄 9 克，瞿麦 9 克，生大黄 12 克，川牛膝 12 克，荆芥穗 6 克，山栀仁 9 克，金钱草 15 克，海金沙 9 克，六一散 15 克。

方中荆芥、大黄二味，即河间之倒换散。虞天民《医学正传》谓："治无问新久癃闭，大小便不通，小腹急痛，肛门肿痛。"麻黄、杏仁取其宣降肺气，盖肺为水之上源，上窍开则下窍通，即下病上取，水病治气也。张景岳曰："故凡治气者，必先治水，治水者，必先治气，若气不能化，则水必不行。"仲景治水诸方，如麻黄甘草汤、麻黄附子细辛汤、小青龙汤、越婢加术汤及麻黄连翘赤小豆汤等，皆用麻黄以宣肺利水。陈修园《医学实在易·癃闭五淋篇》曰："麻黄力猛，能通阳气于至阴之下，肺主皮毛，配杏仁以降气，肺气下达州都，导水必自高原之义也，以八正散加此二味，其应如响。"故余治尿闭、水肿等症，往往于五苓散、五皮饮、八正散中加入麻、杏，其功效较原方更胜一筹。

上方服至第 3 剂，小溲时排出结石一块，遂霍然而安。

按：《金匮要略》曰："石淋之为病，小便如粟状，小腹弦急，痛引脐中。"尤在泾注曰："淋病有数证，云小便如粟状者，即后世所谓石淋是也。乃膀胱为火热燔灼，水液结为滓质，犹海水煎熬，而成盐碱也。小腹弦急，痛引脐中者，病在肾与膀胱也。按巢氏云，淋之为病，由肾虚而膀胱热也。肾气通于阴，阴，水液下流之道也，膀胱为津液之府，肾虚则小便数，膀胱热则水下涩。数而且涩，淋漓不宣，故谓之淋，其状小便出少起多，小腹弦急，痛引于脐。又有石淋、劳淋、血淋、气淋、膏淋之异。"经曰："清阳出上窍，浊阴出下窍。"清浊相混，升降失职，湿热蕴结下焦，下留肾与膀胱而为淋，其成因由于湿热，故治宜清热利湿。

125. 砂淋（三则）

（1）

宁某某，女，31 岁，703 厂，1973 年 10 月 17 日诊。

左腰痛月余，叩击痛明显，放射左少腹痛，脐周围胀满不适。伴头晕，畏冷，恶心，口渴，四肢麻，尿痛，大便秘，腰痛时二阴作胀。脉沉弱，舌质胖，白苔。曾作肾炎治疗不效。转来余诊，疑为砂淋，为湿热蕴结所致。

治法：清热利湿，化石通淋。

金钱草 30 克，海金沙 15 克，鸡内金 9 克，六一散 15 克，川牛膝 12 克，车前子 9 克（包），山木通 9 克，山栀子 9 克，酒大黄 9 克，瞿麦 9 克，法半夏 6 克。

上方连服 5 剂，逐下砂石一颗，菱形，长 1.35 厘米，宽 0.6 厘米。石下后，诸症涣然冰释。

（2）

孙某某，女，20岁，新邵造纸厂，1974年1月28日初诊。

右下腹痛匝月。据某某人民医院腹部平片报告：右输尿管下段，有1.2厘米×0.6厘米大小不透明之阴影，可能为输尿管结石。脉象沉实，舌胖白苔。

治法：清热利湿，化石通淋。

赤茯苓15克，冬葵子9克，山木通9克，生地黄12克，山栀子12克，小茴香6克，宣泽泻9克，瞿麦15克，甘草梢6克，琥珀末4克（兑），金钱草30克。

2月17日二诊，上方连服10剂，腹痛加剧。疏八正散加味：

山木通9克，车前子9克，萹蓄9克，瞿麦9克，滑石块15克，酒大黄9克，山栀子9克，川牛膝15克，金钱草60克，鸡内金9克（研末兑服），甘草梢5克。

2月24日三诊，上方连服7剂，石仍未下。续疏：

石苇15克，冬葵子12克，瞿麦9克，滑石块15克，赤芍药9克，车前仁9克，川牛膝15克，干地龙6克，赤茯苓9克，金钱草60克，海金沙15克。嘱服10剂。

上方服至第6剂，下结石一颗，腹痛顿止。患者欣然前来向我告捷，不胜欢喜，我亦喜笑相迎，如迎贵宾，内心自得，如有所获。

（3）

孙某某，男，56岁，新邵酿溪镇大圹大队，1973年9月6日门诊。

左腰剧痛，叩痛明显已半月。痛发无时，痛时牵引右少腹，左腿亦痛。呕恶，溲血，尿涩滞不畅。曾经腹部照片，报告为左输尿管上端结石。脉象弦急，舌质略胖，此病属砂淋，系湿热熬煎所成。

治法：清热利湿，化石通淋。

金钱草60克，鸡内金9克，海金沙15克，瞿麦9克，六一散30克，山木通9克，川牛膝15克，琥珀末9克（兑服）。嘱服10剂。

上方连服9剂时，突然小溲腹痛，已而下一砂石如黄豆大小，诸症悉已。

按：砂淋大多为湿热蒸熬所成，故治疗总以清热利湿为主。愚治是证，常以上列方加减，结石小者，多数有效。

126. 血淋

回忆新中国成立前，业师何（舒）老治某兵血淋已久，余无不适。经中西医遍治无效。何老以四物汤加牛膝、黄芪治之，一方见大效。

附论：血淋治以牛膝、四物，不难理解，盖血淋为心热伤于血分，瘀血停蓄茎中，割痛难忍，须治以凉血散瘀之品。陈修园治是证即用大分清饮加牛膝、生地、当归、桃仁、红花、川芎之属，或五淋散加牛膝、郁金、桃仁入麝香少许，温服。至于加黄芪何故？其理微奥，须潜心研讨。盖黄芪一味治小便不利有奇效，此因提阳于上而阴自利于下也。邹澍《本经疏证》云："盖阴之降，实本于脾胃之阳旺，故总微论以黄芪一味治小便不通耳。李东垣云，内伤者，阳气下陷为虚热，非黄芪不可。刘潜江云，治虚损，膀胱有热，尿血不止者，于蒲黄丸中，用黄芪固下焦之卫，然后地黄、麦冬，始得合而奏清热之功。（绍裘按：清心莲子饮中用黄芪亦此义耶），亦藉其升阳以达表，而水府之热，乃以投清寒而除。是可明于阴气下陷之义。盖阳不得正其治于上，斯阴不能顺其化于下，旨哉言矣。"观于此，治血淋而用黄芪，尚何疑之有。

127. 风寒头痛

张某某，女，74 岁，农，1979 年 4 月 15 日门诊。

患者前额昏痛，项背拘急，时作时辍，垂三十余年。迩来更增食纳不香，食后脘腹胀满，口干不喜饮，大便难，小溲自如。脉象沉弦，舌质略胖，无苔。脉症合参，证属风寒犯脑，肝脾不和。风邪上攻清阳之府，故头额疼痛。风邪善行多变，故痛作止无常；风气通于肝，肝气横犯仓廪之官，疏泄不行，故食纳不佳，食后脘腹痞满。

治法：疏风止痛，调理肝脾。径书《局方》消风散原方与之：

荆芥穗 6 克，北防风 6 克，川羌活 6 克，正川芎 5 克，姜厚朴 8 克，玉竹参 10 克，白茯苓 10 克，陈橘皮 5 克，白僵蚕 4 克，净虫退 3 克，藿香叶 6 克，雨前茶 3 克，粉甘草 3 克。

水煎服，连服 3 剂，头痛腹满皆除，食纳如常。迄今半载未曾复发。

按：风邪上犯于头，宜轻可去实之风药以除之；肝气忤脾而腹满，宜芳香甘淡以调之。细查既能疏散风邪，又能调和肝脾者，惟《局方》消风

散恰能胜任。方中羌、防、荆、芎之辛浮合僵蚕、蝉蜕之清扬以消风寒；藿香、陈皮、厚朴芳香醒脾以除满；参、苓、甘草甘淡以调中。且荆芥、川芎、陈皮、厚朴等又能入肝以疏散肝气，所谓"肝欲散，急食辛以散之"是也。综观全方，具有消散风邪，调和肝脾双重功用。方证相合，故奏效甚捷。有人认为偶感风寒，即头痛，恶心不食，应用本方较为有效。尤其对农村体弱妇女，易冒风寒，动辄头目眩晕，恶心呕逆，饮食俱废者尤良。

128. 湿热头痛

谢某某，男，30岁，新邵大塘学校教师，1976年4月16日门诊。

患者于本月10号病恶寒发热，头痛头昏，眼睑红、肿、热、痛，咽亦疼痛，心烦，口渴，口苦，食纳不佳。曾在某某医院治疗，未见好转。目前头痛如劈，恶心欲呕，尿黄尿痛，大便闭结。脉象弦滑而数，舌质红胖，满布黄腻苔，咽部充血，白眼满布血丝，颈软，口唇青紫。听诊右下肺呼吸音减弱，两肺均未闻及干、湿性啰音，腹平软，体温38.8℃。四诊合参，证属肝经湿热，失于疏散法利；稽迟不愈，殃及三焦。

治法：疏风清热渗湿，以求痛止。方用龙胆泻肝汤化裁：

龙胆草6克，生栀仁10克，片黄芩10克，板蓝根12克，北柴胡10克，车前仁10克，建泽泻6克，山木通6克，香白芷10克，酒大黄6克。

4月17日二诊，服上药二剂，头痛即止，诸症递减。惟咽、目余焰未尽。续方桔梗汤（即凉膈散去硝黄加桔梗）加牛蒡子、木贼之属：

苦桔梗6克，生栀仁6克，片黄芩6克，北连翘10克，淡竹叶3克，苏薄荷3克，川木贼6克，冬白蜜50克，牛蒡子6克，生甘草3克。

4月18日三诊，诸症悉除，但头晕、四肢无力，脉弦，正气低沉，清补调理而愈。

按：风热湿邪充斥三焦，火有燎原之势。风热皆为阳邪，风性动而喜上，火热亦炎上，火借风势，风借火威，驱之上攻清窍，其头痛剧烈，咽痛、目红、口渴，皆一派风热上炎之象；湿为阴邪而性滞腻，好犯于下，今湿热合邪，流连缠绵，湿热熏蒸中焦，则恶心欲呕不食，而苔黄腻；湿热移于下焦水府，则尿痛赤热。方中大黄旨在祛头痛，风热头痛，不能囿于"高巅之上，惟风可到"。宜上病下取，如鸟巢高巅，射而取之。

129. 痰厥头痛

刘某某，男，30岁，医务，1965年3月5日诊。

患头痛，眩晕，呕逆，反复发作，为时数月。脉象沉滑，舌质淡红，苔白腻。脉症合参，证属痰厥头痛。

治法：祛痰止眩。径用芎辛导痰汤原方：

法半夏10克，云茯苓10克，陈橘皮4克，小枳实4克，老川芎3克，制南星4克，北细辛2克，生甘草3克，老生姜5克。

服后诸症悉除，以后旧病复发，脉症同前，仍用原方获效。迄今10年，未见复发。

"本方为祛风涤痰之剂，用川芎、细辛以除头风，二陈汤和南星以祛其痰，枳壳以畅中，故为内伤痰厥头痛之良法。"

按：尤在泾《金匮翼》云："痰厥头痛者，病从脾而之胃也；夫脾主为胃行其津液者也，脾病则胃中津液不得宣利。积而为痰，随阴阳之经，上攻头脑而作痛也；其症头重闷乱，眩晕不休，兀兀欲吐者是也。"尤氏上述病症病机，恰是本例写照。

芎辛导痰汤源自《证治准绳》。治痰厥头痛。尤在泾之《金匮》，胡光慈之《杂病证治新义》等书，皆引用以治痰厥头痛。余师（父云川）承上述经验，凡遇痰厥头痛，辄用此方加减而获愈者，屡见不鲜。

130. 肝厥头痛

罗某某，男，54岁，新邵基建公司，1967年8月2日诊。

患头痛，眩晕，终日愦愦，烦躁不寐，或倦怠嗜睡，足膝软弱，如履棉絮。脉象弦硬而长，舌质红，无苔；血压：200/120毫米汞柱。脉症体征合参，证属肝厥头痛。为阴虚阳亢所致。治宜平肝降逆。初用张锡纯建瓴汤加减，四剂病无增减。

治法：滋水涵木，平肝熄风。

冬桑叶6克，甘菊花9克，刺蒺藜9克，钩藤勾9克，生白芍12克，淮牛膝12克，生地黄15克，制首乌12克，天门冬9克，柏子仁9克，女贞子9克，夏枯草6克。

8月10日二诊，上方连服5剂，头痛头晕减轻，血压下降。但仍嗜睡，心慌，口苦，足膝无力。仍用滋水涵木，佐以潜阳。方用杞菊地黄丸加味：

生地黄 15 克，生山药 12 克，云茯苓 9 克，粉丹皮 6 克，山茱萸 9 克，宣泽泻 6 克，北枸杞 9 克，杭菊花 9 克，淮牛膝 12 克，石决明 15 克，生牡蛎 15 克，老川芎 5 克。

服上方，血压基本正常，临床症状消失。

按：《金匮翼》云："肝厥头痛者，肝火厥逆，上攻头脑也。"肝厥头痛，与后世所称肝阳、肝风、肝逆头痛相类。大抵为肾阴不足，肝阳上逆所致，阴虚阳必亢，自然之理。尤怡曰："阴不足者，阳必上亢而内燔。欲阳之降，必滋其阴，徒恃清凉无益也。"叶天士亦谓"肝为刚脏，非柔剂不能调和也。"故本例用滋水涵木，佐以潜阳，取得一定效果。

131. 肾虚头痛

唐某某，女，37 岁，新邵木材公司职工，1975 年 4 月 30 日诊。

头痛头昏而重，腰膝酸软，精神短少，睡眠欠佳，眼目昏瞀，阅读书报，则簌簌流泪。病起已数月，幸食纳尚可，脉象沉细弦，舌质正常无苔。脉症合参，证属肝肾阴虚，头痛头晕。《内经》曰："肾虚则头重高摇，髓海不足，则脑转耳鸣。"又曰："诸风掉眩，皆属于肝。"盖肾主骨，主藏精，骨髓上通于脑，精虚则髓海不足而眩晕；又因肾精不足，肾水无以滋养肝木，肝阴不足，肝阳相形上亢，亦可导致头痛眩晕。

治法：宜补肝肾之阴。方用左归饮化裁：

熟地黄 15 克，怀山药 12 克，云茯苓 10 克，北枸杞 10 克，山茱萸 10 克，杭菊花 10 克，老川芎 4.5 克，北细辛 3 克，香白芷 6 克，炙甘草 3 克。

水煎服。连服 5 剂，霍然而瘳。嘱仍服原方 5 剂，以资巩固。

按：陈修园《时方妙用》："肾虚头痛，诸药不效，宜六味丸去丹、泽，加枸杞三钱，炙草、细辛各一钱，川芎二钱，肉苁蓉三钱五分。"《医学实在易》又曰："肾虚头痛者，宜左归饮加肉苁蓉三至四钱，川芎二钱，细辛一钱五分主之。"余本陈氏经验，用六味丸、左归饮以滋肝肾之阴，加川芎、细辛以为反佐，引药上行，用治肾虚头痛或肾虚眩晕，辄收良效。

132. 头项强痛

田某某，女，26岁，教师，1968年2月3日诊。

患者于春寒料峭时，感受风寒致病。症见：项背串左肩胛强痛，头项转则不便，衣着受限。咽喉亦感疼痛，吞咽困难。脉象浮实，舌质正常，苔薄白。脉症两参，证属风寒之邪，中于项背，经络阻滞，气塞不通而强痛。

治法：解表散寒，疏理气机。选用回头散与之：

台乌药8克，陈橘红4克，麻黄绒3克，老川芎5克，香白芷5克，苦桔梗5克，陈枳壳4克，白僵蚕3克，炮干姜2克，炙甘草2克，川羌活4克，香独活5克，宣木瓜4克。

加姜、葱煎服。连服3剂，诸症霍然消失。

按：《寿世保元》谓："颈项强急筋痛，不能回顾者，乌药顺气散加羌活、独活、木瓜。"《金匮翼》亦谓回头散"治头项强急筋痛，或落枕，转项不得者"。笔者运用本方治疗项背强痛（乙脑、流脑、破伤风等项背强直例外）或痛窜肩胛，肋痛，审系由风寒阻滞经络所致者，取得满意疗效，殊少闪失。（查回头散组成气药居多，意者头为诸阳之首，阳气独盛；又太阳之气行身之背，因风寒中于头项背部太阳之经，经气不舒，导致强痛，故而宜用气药以舒畅气机。）

133. 眉棱骨痛（三则）

（1）

龙某某，女，30岁，新邵商业局，1965年4月5日诊。

患前额及眉棱骨痛，时作时止，为时一年。脉象弦数，舌质红，无苔。脉症合参，断为阳明风热，厥阴肝火上逆所致。

治法：清热降逆。用选奇汤合玉液汤：

川羌活5克，北防风5克，酒黄芩6克，法半夏15克，沉香末3克（兑服），炙甘草3克，老生姜9克。

二剂痊愈。

（2）

周某某，女，31岁，新邵龙溪铺公社，1965年6月2日诊。

患眉棱骨痛，伴头晕，呕吐，精神疲倦，久治不愈。脉象弦洪，舌质红，无苔。脉症合参，证为肝火挟阳明风热上扰。所谓"上逆之气，由肝而出"。

治法：清热降逆，升降互施。用选奇汤合玉液汤：

川羌活 6 克，北防风 6 克，炒黄芩 6 克，法半夏 18 克，炙甘草 3 克，沉香末 3 克（兑服），老生姜 10 片。

一剂显效。

（3）

伍某某，男，28 岁，新邵农业局，1967 年 5 月 10 日诊。

患左眉棱骨痛，前额、鼻梁昏痛，且兼鼻塞。脉象浮弦，舌质正常，无苔，脉症合参，证属阳明，少阳风热肆逆。

治法：宣散风热，降纳气逆。用选奇汤合玉液汤加味：

川羌活 6 克，北防风 6 克，酒黄芩 6 克，法半夏 15 克，沉香末 3 克（兑服），苍耳子 6 克，绿升麻 3 克，香白芷 6 克，炙甘草 3 克，老生姜7 片。

上方服 2 剂，痛止，鼻塞亦通。

按：张石顽谓此证多属阳明风热，戴复庵云属于肝火，李士材《医宗必读》则云有肝火壅热者，有风痰上攻者，有湿气内郁者。余意此证原因不一，总不外肝火挟阳明痰热上扰清灵之府。故是证用选奇汤合玉液汤治之，屡试不爽。因肝气宜升，胃气宜降。方中黄芩清热泻火，甘草缓急止痛，肝喜条达，肝欲散，急食辛以散之，方中羌活、防风辛散，投其所好，顺其升散之性；法夏、沉香苦辛通降，以降阳明之逆，使息息下行。升降并用，肝胃同治，其病自已。

134. 风热偏头痛

莫某某，男，27 岁，邵阳县，1957 年 4 月 15 日诊。

患左侧头面及眉棱骨痛，时作时止，经时一年。伴头昏，耳鸣，神疲，心烦不适，食纳不佳，素嗜茶水，二便尚可。脉象弦数，舌红，无苔。脉症合参，证属偏头风，系风热上攻清窍所致。

治法：祛风清热，引邪下行。选用锦囊秘方：

蔓荆子 6 克，金银花 6 克，甘菊花 6 克，玄参 6 克，老川芎 6 克，明天麻6克，荆芥穗6克，肥乌梅6克，雨前茶6克，黑豆子12克，土茯苓60克。

先煎土茯苓，取汤煎上药。

外用：莲须9克，川芎9克，南星9克。研末，同葱白捣成泥，敷贴痛处。

经上述治疗，头痛霍然，后未复发。

按：治头风方多用风药，风药多燥，不宜多用久用。此方于凉润之中少佐辛散，却无辛燥伤阴之弊。犹妙在重用土茯苓煎汤煮药，搜剔风热之邪从下而解，不致上扰清窍，此其所以为胜欤。

135. 偏头痛

王某某，男，50岁，城步县革委会干部，1979年12月1日初诊。

患左侧头面阵发性刺痛近一年。迩来逐渐加重，驯至日痛百余次，每次痛时约一分钟，痛发之前觉麻，继之则痛，言语、饮食、张口活动时则痛甚，用脑如阅读书报亦痛增。伴头晕、耳鸣，左耳重听，恶心欲呕，反应迟钝，口唇舌尖发麻。饮食、二便如常。在某某医院住院，诊断为三叉神经痛，左耳神经痛。曾服中西药，效果不著。乃就我处门诊。

脉象沉弦数，舌向右歪斜，无苔。四诊合参，证属肝风挟痰，上扰清阳。

治法：平肝熄风，祛痰止痛。用散偏汤加减：

北柴胡6克，白芍药12克，白僵蚕5克，正川芎30克，香白芷5克，香附子6克，郁李仁5克，全虫3克，钩藤勾10克，白芥子6克，生甘草4克。

水煎服。上方断续服12剂，疼痛止，阅读、饮食自如，不再感疼痛。但应继续治疗，以资巩固。因风邪善行多变，否则恐死灰复燃，再兴风波。

按：《辨证奇闻》之散偏汤，治偏头痛，昔年杂志有所报道，余实践经验证明，确具良效。但川芎必须用至30克以上。方剂中药量轻重关系与疗效綦切，有如此者。

136. 项肩痛

孙某某，男，45岁，新邵组织部干事，1975年5月24日门诊。

头项强急，不便转顾，左肩胛板滞疼痛，痛引胸肋，日夜不休，辗转维艰，全身拘急，微有寒热。脉象浮紧，舌质正，苔薄白。脉症合参，断为风寒之邪，客于太阳经络，"壮者气行即已，怯者着而为病，"气滞不通则痛。

治法：祛风散寒，舒筋活络。遂振笔伸纸，书回头散与之：

台乌药10克，老川芎6克，香白芷10克，川羌活6克，陈橘皮5克，陈枳壳6克，苦桔梗6克，麻黄茸6克，香独活10克，宣木瓜6克，炙甘草4克，老生姜3片。

连服3剂，药后果如所料，其病霍然自已。

后两月，故态复萌，仍用原方，又愈。

按：回头散治项背强痛，属风寒所致者，奏效可操左券。一得之愚经验，不敢枕秘，十年来曾耳提面命，谆谆诲我后生。

137. 风寒臂痛

陈某某，女，22岁，新邵氮肥厂工人，1975年11月3日门诊。

患者右手腕关节痛，反复发作，为时半载，手臂亦感疼痛不适，外无红肿。脉弦，舌质正，少苔。脉症合参，断为风寒外袭经络，气血流行受阻，"不通则痛"。

治法：祛风散寒，活络通经。

全当归10克，正川芎6克，赤芍药10克，嫩桂枝10克，生红花6克，川羌活8克，北防风10克，陈橘皮5克，威灵仙10克，嫩桑枝30克，片姜黄6克，生甘草3克。

连服5剂，其病遂已。

按："通则不痛"为中医论痛之主要病机。不通，大都为气血流行受阻，气血何以受阻？无非邪气阻滞经络所致。历考先贤治四肢关节痹痛方，立法虽各有侧重，都不外理气、活血、除风、散寒、祛湿、化痰、通经活络，以达到气血通畅、"通则不痛"之目的。余秉承多年经验，用上列疏风活络之品，以治肩臂痹痛，随症加减，用于临床，尚觉有一定效验。

138. 膺胸痛

朱某某，女，28岁，新邵县XX厂，1979年4月19日门诊。

患者有痹症史。本年元月开始腰痛，继则膺胸痛着不移，痛彻于背已月余。曾在某处门诊，更方两次，痛仍依然。伴见头痛，食纳不香，月经愆期，二便正常。脉象沉弦，舌质正常，无苔。脉症合参，断为气滞血凝，不通则痛。

治法：活血理气。用瓜蒌薤白汤合丹参饮加味：

全瓜蒌12克，薤白8克，陈枳壳6克，陈橘皮6克，桂枝尖6克，全当归10克，生白芍10克，生红花6克，北丹参6克，金银花10克，川续断10克，檀香木5克。

水煎服。连服3剂，膺胸痛止。

按：《金匮要略》之瓜蒌薤白汤治胸痛彻背良方。因师其法，用瓜蒌、薤白、桂枝、陈皮、枳壳等以理气宣阳。陈修园在《时方妙用》及《医学从众录》中一再谓膺胸痛，乃肝血内虚气不充于期门，致冲任之血从膺胸而散则痛。宜用丹参饮加当归、白芍、金银花、红花、续断、木香、酒水各半煎，以和气血而止痛。河北《中医验方汇选》介绍陈修园此方治膺胸疼痛如破裂者。故余用陈氏治膺胸痛方合《金匮要略》瓜蒌薤白汤治于一炉，以理气和血，应手而效。

139. 胸痹

何某某，男，71岁，新邵严圹公社马河大队，1975年3月7日初诊。

胸满胸痛，心悸不安，喘咳痰多，端坐呼吸，气促不能平枕，身肿如烂瓜，廉于饮食，二便不畅。

X光透视报告：心脏阴影普遍增大，左房室扩大明显，主动脉弓凸出；两肺纹增加粗乱。意见为联合瓣膜心脏疾患、慢性支气管炎疾患。

血压：187/116mmHg。

脉象沉细数，有间歇；舌质暗红，舌苔黄腻。脉症体征合参，断为痰湿阻肺，累及心营，兼肾虚失纳。

治法：豁痰降气，宣阳驱寒。疏苏子降气汤合瓜蒌薤白汤加味：

家苏子（包）10克，陈广皮5克，法半夏10克，全当归10克，信前胡10克，中安桂3克，潞党参12克，川厚朴6克，正沉香3克，全瓜蒌12克，薤白头9克，炙甘草3克。

3月18日二诊，服前方7剂，诸症递减。仍见头晕，面目微肿，足膝无力，行动气促。脉沉细，属肾阳式微。

治法：温肾纳气，以治其本。用金匮肾气丸加味：

熟地黄12克，白茯苓10克，怀山药10克，粉丹皮6克，山萸肉10克，建泽泻6克，制附片6克，企边桂3克，巴戟天10克，降木香5克，家苏子10克（包），怀牛膝10克。

上方连服10剂，临床症状基本消失，无不良反应。后四月追访，未见复发，取得近期疗效。

按：本病为肺病及心，因心肺同居胸中，城门失火，殃及池鱼。《金匮要略直解》曰："胸中者，心肺之分，故作喘息咳唾也。"又吴谦曰："胸背者，心肺之宫城也，阳气一虚，诸寒阴邪，得以乘之，则胸背之气痹而不通，轻者病满，重者病痛。"恰是本病注脚，故用豁痰降气，宣胸阳以驱阴霾，故得近期疗效。

140. 胸痹脘痛

谢某某，男，50岁，新邵酿溪镇，1968年2月10日诊。

胸膈痞闷，胃脘疼痛，痛彻于背，嗳气频频，口和食廉，二便尚可。脉象沉紧，舌质淡，苔白。脉症合参，证属胸痹脘痛，为寒浊阻滞上焦，清浊升降失职所致。

治法：苦降辛通，宣畅胸阳。选用范文虎瓜蒌薤白方加减：

全瓜蒌12克，薤白9克，法半夏9克，陈橘皮5克，北干姜9克，陈枳壳5克，嫩桂枝6克，川厚朴6克。

1剂痛缓，2剂痹痛皆除。

按：周禹载云："寒浊之邪，滞于上焦，则阻上下往来之气，塞其前后阴阳之位，遂令为喘息，为咳唾，为痛，为短气也。"范氏融合《金匮》瓜蒌薤白半夏汤、枳实薤白桂枝汤、橘枳生姜汤而治于一炉，不论气塞短气，气结气痞，或在心下，或在胁旁，凡偏于阴寒上乘，胸阳不舒之胸痹脘痛，俱可用之，俾上焦之塞得宣，三焦之痹自蠲。

141. 胆火胁痛

罗某某,女,37岁,浏阳河基建队,1980年12月31日初诊。

一周来,右胁痛引胃脘,背胀,呕吐黄色苦水,得食则呕吐益剧,恶寒,口苦不食,小溲黄,大便正常。脉象弦数,舌质红,舌苔薄黄,右上腹压痛明显。外院诊断为"胆囊炎",治疗三天,呕痛不止,转来我处门诊。脉症合参,证属胆火胁痛。

治法:清胆理气,止呕定痛。小柴胡汤化裁:

北柴胡10克,片黄芩10克,法半夏10克,茵陈蒿15克,香附子10克,赤茯苓10克,陈枳壳6克,川楝子10克,藿香杆10克,延胡索10克,老生姜3片。

1月3日二诊,服上方3剂,呕吐顿止,胁、脘痛及背胀减轻,大小便正常,脉弦,苔白。原意是治:

北柴胡10克,片黄芩10克,香附子10克,台乌药10克,陈橘皮6克,川楝子10克,西茵陈10克,大腹皮10克,赤茯苓10克。

1月7日三诊,呕痛全止,但稍觉头晕、口苦,腹满不适。

柴胡疏肝散去川芎,加青皮、腹毛、白蒺藜、片黄芩。

上方连服5剂,诸症悉已。

按:胁痛为肝胆经所丽之区。故《症因脉治》谓:"胁痛多火,皆肝胆症也。"因此本例用清泻肝胆之剂而获显效。

142. 寒积胁痛

刘某某,女,28岁,新邵粮食局,1975年12月17日初诊。

患者素有身痛史。近来腰背、右肩及左胁拘急胀痛,口中和,食纳不香,二便自如。脉象沉紧,舌质淡,无苔。脉症两参,断为风寒稽滞经络,不通而痛。

治法:发散风寒,疏通经络。用回头散治之:

台乌药9克,化橘红6克,麻黄绒6克,老川芎4克,香白芷9克,苦桔梗6克,陈枳壳6克,白僵蚕5克,炮干姜3克,香独活9克,川羌活8克,宣木瓜9克,炙甘草3克。

12月27日二诊,肩背痛蠲,而腰胁痛仍依然。用逍遥散加枳壳、杜仲、牛膝、巴戟之属。

1月4日三诊，腰痛霍然，而胁下痛殊无进退，眼皮跳动，大便四日未行。舌脉同前。仍属寒邪为崇。径书大黄附子细辛汤合芍药甘草汤与之：

酒大黄6克，黑附片10克，北细辛3克，炒芍药10克，生甘草5克。

方中大黄导积滞，附子、细辛驱沉寒，芍药、甘草除拘挛以缓急止痛，标本同治。

上方连服3剂，胁痛如拈，直收如臂使指之效果。追访三日，未见复发。

按：本例胁下痛，病因属沉寒积滞。《伤寒论》曰："胁下偏痛，其脉沉紧，此寒也，以温药下之，宜大黄附子汤。"《皇汉医学》谓大黄附子汤治胁下偏痛，然不特偏痛已也，亦能治寒疝、胸腹绞痛延及心胸腰脚，阴囊焮肿，腹中时时有水声而恶寒甚者。若拘挛甚剧者，合芍药甘草汤。观本例与上述证情相合，故仿用之而获效。

143. 肝郁胁痛（二则）

（1）

李某某，男，41岁，新邵供销社，1967年4月12日诊。

患者因胆囊炎、胆囊结石，手术三次。自此以后，右胁常痛，时轻时重，剧痛时，难于忍耐，为时年余。先曾在本院住院治疗，痛止出院。时阅四月，未曾作痛。最近，因工作汇集，兼感风寒，旧病故态复萌，剧痛如昔，胁痛牵引腰背。脉象弦急，舌质暗，无苔。脉症合参，证属肝胆郁结，气滞血瘀所致。

治法：疏肝解郁，理气活血。选用《辨证奇闻》之遣怒丹：

北柴胡5克，杭白芍30克，陈枳壳5克，生乳香5克，广木香3克，桃仁泥6克，生地黄9克，白芥子9克，生甘草3克。

4月17日二诊，服前方4剂，胁痛已止。复头目胀痛，不眠。此系肝气上逆，阳不入阴。

治法：平肝清热，安神降逆。用逍遥散合酸枣仁汤化裁：

全当归9克，白芍药12克，云茯苓9克，北柴胡6克，酸枣仁9克，肥知母6克，老川芎5克，白蒺藜9克，甘菊花6克，淮牛膝9克，生龙骨 15 克，生牡蛎 15 克，生甘草 3 克。

方中用牛膝、龙牡恐芎归辛温升提，有助肝气上逆，加此以监制之。

服上方，不眠及头目胀痛亦已。

按：陈士铎云："胁痛多由于肝，肝病则胆亦病，必然之理也。"又曰："肝经之血停留于两胁而作痛。遣怒丹治郁怒伤肝之胁痛经验有效，彭静山氏曾用以治干性肋膜炎，其义可见。"

（2）

方某某，男，36 岁，长沙 770 厂，1980 年 5 月 17 日门诊。

77 年曾患黄疸型肝炎，此经治疗，基本告愈。旋见右胁下持续性隐痛，间或如针刺样痛，已一年余。伴见头昏眼花，精神疲倦，梦寐多端，口苦，渴喜冷饮，食纳不香，小便黄，大便日二三次。舌质红，舌苔薄黄，脉象沉弦而数。肝功能正常。脉症合参，证属肝郁气滞，郁积化热。

治法：疏肝清热，理气活血。

全当归 10 克，北丹参 10 克，北柴胡 10 克，茵陈蒿 10 克，生红花 6 克，广郁金 6 克，金银花 10 克，蒲公英 15 克，败酱草 15 克，香附子 10 克，白茯苓 10 克，延胡索 10 克，生甘草 3 克，南大枣 3 克。

同月 31 日二诊，服前方 7 剂，右胁痛已，头晕，眼花，口渴，多梦等症减轻，小便转清，大便日二次。脉弦不数，舌苔薄白，邪热之势已杀。

柴芍异功散加当归、丹参，以疏肝健脾。

服上方诸症悉蠲，仍用原方加减调理，以资巩固。

按：痛则不通，今胁痛年余，非肝经气滞血阻而何；肝热病者尿先赤，症见口渴、尿黄，肝热之证昭然若揭。针对病机，用疏肝清热，理气活血组方，肤功告成。

144. 肝郁化火

金某某，男，38 岁，新邵印机厂干部，1975 年 4 月 6 日门诊。

患者于 70 年患无黄疸型肝炎，迁延未愈，每值劳动或外感时则肝区疼痛。本年元月 17 日又发现巩膜、皮肤黄染。即赴 XX 医院就诊，收为住院。经用护肝及中药治疗，为时四月，仍然肝区隐痛，口舌生疮，口渴入夜更甚，心烦尿赤，足膝酸软。肝功能损坏，谷丙转氨酶 270 单位/100 毫克，乃转就我处门诊。诊得脉象弦数，舌质红绛，无苔，脉症合参，证属肝郁化火，心经炽热。如不及时予以清热凉肝，星星之火，势必燎原。

治法：清热养阴，健脾疏肝。疏丹栀逍遥散加味：

全当归6克，生白芍12克，北柴胡9克，云茯苓10克，漂白术10克，粉丹皮6克，黑山栀9克，生地黄12克，天花粉9克，淡竹叶6克，生甘草4克，西茵陈9克。嘱服10剂。

二诊（4月25日）服前方，口疮，口渴，心烦尿赤等症递减。仍肝痛，足膝无力。脉沉弦，舌质同前。

原方减竹叶，加郁金、川楝子。嘱仍服10剂。

三诊（5月11日）服前方10剂后，自觉症状消失，肝功能基本正常。但睡眠欠佳，此为肝气不敛，仍用原方合酸枣仁汤加减。同时有肖XX亦患慢性肝炎，转氨酶230单位/100毫克，辨证属肝肾阴亏，热伤营血，亦用丹栀逍遥散加生地、山药、女贞子、鳖甲、白茅根之属，二次检查，谷丙转氨酶正常。

按：窃思肝炎之病因病机，不外毒热侵袭肝胆，导致血瘀气滞而呈现诸症。治宜清热解毒，理气活血。个人经验：肝炎转氨酶增高因热毒所致者，用丹栀逍遥散加减，药如银花、连翘、败酱草、板蓝根、虎杖之类，有一定疗效。

145. 暑热腹痛

王某某，女，33岁，长沙电信局话务员，1980年7月26日门诊。

患者有浅表性胃炎、结肠炎病史。77年夏季开始发热，以后每届盛夏必发，发热约从端阳节前后起，至立秋后方止，其热下午为甚，逐日升高达39.5℃左右，且发热之前，往往腹痛、便闭膨胀，发热时痛益甚，小便短赤，口渴，食少，自汗溅溅。此次由6月19日，恰值端阳开始发热、腹痛，至今反复发作三次，每次缠绵旬日，脉象沉细而弦，舌质淡红，薄黄腻苔。脉症合参，证属外感暑热，引动脾胃内蕴之湿热，内外之邪，糅合为病。

治法：清热利湿，调理脾胃。方用新加香薷饮加味：

香薷叶6克，白扁豆10克，川厚朴10克，金银花10克，北连翘10克，生地黄10克，鲜荷叶10克，青蒿叶6克，北玄参10克，车前仁10克，建泽泻8克，生甘草5克。

7月30日二诊，服前方4剂，初服一剂，泄泻数次，2剂即止，4剂服完，腹痛大减，体温降至37.4℃。原方加白芍、银胡继服数剂，热痛皆已。

按：患者夙有肠胃病史，易致脾虚湿停，为湿邪化热之内在因素；益以盛夏酷暑内侵，外邪引动内邪，狼狈为奸，交相为患。故发热缠绵，自旧历五月始至立秋方解。吴汉仙曰："夏至以后，处暑以前，则空气吸收太阳光线极量之热力，人即吸收太阳极量热力之空气为病。"本证恰相符合。暑邪易分湿合，喻嘉言谓："体中多湿之人，最易中暑。两相感之故也，外暑蒸动内湿，两相交通而中暑。"正为本例照。尤在泾亦曰："暑虽阳邪，而气恒与湿相合。"又曰："暑之中人，阴虚而多火，暑即寓于火之中。"因暑胜于湿，则湿从暑化，本例是也。

146. 太阴虚寒腹痛

王某某，女，33岁，长沙清水塘小学，1980年7月26日初诊。

患者于端阳节食酒黍后，病脘腹胀痛，痛亦尤甚，迄今月余。大便时泻时止，反复发作三次，泻时自服"合霉素"即止。因此，不曾介意，以致迁延未愈。今脘腹胀痛三天，痛则泄泻，自觉腹冷，如此感暑，人皆袒席，患者夜卧犹覆棉被。口中和，食纳不香，小便自如。脉象沉缓，舌质淡红，薄布白苔。脉症合参，证属太阴脾气虚寒，寒凝腹痛便泻。

治法：健脾温中，疏肝止痛。

酒党参10克，焦白术10克，北干姜5克，广木香5克，酒杭芍10克，陈橘皮6克，云茯苓10克，北防风6克，草果6克，炙甘草3克。

方用理中、四君健脾利湿，温中散寒；加草果散脾经独胜之寒，白芍启阴凝而布阳和，又能同防风泄肝气而防土贼，木香、陈皮，芳香醒脾止渴。

7月30日二诊，服上方诸症递减。原方再投5剂。

8月2日三诊，诸症悉已。转用六君子汤调理脾胃，以资巩固。

按：脾胃之证，虚实攸分；实则阳明，虚则太阴。"太阴之为病，腹满而吐，食不下，自利益甚，时腹自痛"。本例因食痛起病，症见腹满、腹痛、腹冷，大便不食，为食伤太阴之虚寒证谛，故用温中散寒，健脾疏肝之剂，方药入和，一帖奏功。其用泄肝者，治脾必先制肝也。叶天士曰："东垣云，治脾胃必先制肝。"又曰："治胃必佐泄肝，制其胜也。"

147. 腹痛（三则）

（1）

何某某，男，20 岁，新邵中医训练班学生，1963 年 3 月 5 日诊。

脘腹剧烈胀痛有年，时作时止，精神委顿，面色㿠白，久治不愈。丙午春，患者在我院学习，痛发频繁。脉象沉弦，大便检查，未发现异常。先后用理中汤、保和丸、枳术汤加减，不时缓解，迄未根愈。继思百病皆生于气，《证治汇补》云："气之为病，攻冲于心腹之内，发则痛绝。"因此，用调理气机法，取结者散之之义。

治法：理气散结。方用小乌沉汤：

台乌药 10 克，香附子 10 克，生甘草 4.5 克。

水煎服。初服 3 剂，痛已全止。以方既获效，守方连服 10 剂，后未复发。数载沉疴一帖而愈。

按：小乌沉汤出自《太平惠民和剂局方》一匕之投，顿起沉疴。以少许胜人多许，勿得以方小药物平淡忽之。

（2）

刘某某，男，35 岁，新邵寺门公社农民，1964 年 5 月 4 日诊。

发热，下腹剧痛，口渴，溲赤涩痛，脉象洪数。西医断为急性肠炎。初用中药清热解毒之剂及西药合霉素并退热止痛针药，泄泻止，热退。但腹部胀痛，口渴，尿赤，依然如故。此因泄泻之后，阴虚火旺而然。

治法：清热滋阴。选用导火汤加白芍、栀子、花粉、陈皮：

生地黄 20 克，北玄参 15 克，建泽泻 6 克，车前仁 9 克（包），杭白芍 10 克，黑栀子 10 克，天花粉 10 克，陈橘皮 4.5 克，生甘草 3 克。

水煎服，复杯而安。

按：导火汤亦自《辨证奇闻》。治疗脘腹痛而因于火者，屡用屡效。点滴经验，敢为芹献。

（3）

回忆解放初期。余同村乔某，年约 30 岁，于某夜深更，骤然腹胀剧痛，颠倒枕衾，躁扰不安，呻吟之声，震动屋丸。脉象沉弦，四肢厥冷。脉症两参，断为新病无虚，以属气滞湿阻，不通则痛。

治法：行气利湿，通以止痛。当时余备有五香丸成药，急用生姜汤冲服 3 克，移时痛缓，再服胀痛皆已。

按：五香丸见于《增广验方新编》。功能治疗诸积。其方组成为五灵脂 500 克，香附子 500 克，黑白丑合 30 克，上药共研细末，以一半生用，一半微火炒熟，醋糊为小丸，以生姜汤或酒送服 3 至 6 克。余用以治腹水，脘腹胀痛等，而证属实者，实践证明有效。当年曾自配制备用，以济众病。

本方加沉香，名沉香百消曲，见何廉臣《增广温热论》，其效当更强。

148. 水血互结腹痛

温某某，女，45 岁，新邵土桥公社畔田大队，1976 年 3 月 16 日门诊。

流产后匝月，初则少腹胀痛，二便阻滞不畅，继而驯至颜面脐腹浮肿，廉于饮食。脉象沉涩有力，舌质暗红，无苔，面色黧黑。脉症合参，证属水血互蓄。

治法：逐瘀行水，以期痛止。仿赵守真治水血互结法，用大黄甘遂汤·桂枝茯苓丸合剂化裁：

嫩桂枝 9 克，赤茯苓 10 克，桃仁泥 6 克，赤芍药 6 克，粉丹皮 6 克，酒大黄 6 克，建泽泻 6 克，煨甘遂 6 克，泽兰叶 10 克，正阿胶 10 克（烊、兑）。

桂枝茯苓丸，治小腹有瘀血而急结。方舆輗谓用于产前则催生，用于产后则治恶露停滞，小腹疼痛；大黄甘遂汤治妇人少腹满如敦状，小便微难而不渴，生后者，此为水与血俱结在血室也。二方合用，水血同驱。

上方连服三帖，诸症悉除。

按：本例证属水血互结，观其流产后而少腹胀痛，脉象沉涩，非瘀血阻滞而何；溲短而身浮肿，乃水湿积蓄之征。然而，水血何因互结？盖因流产冲任受损，肝脾血虚，冲任系于肾，冲任既伤而肾焉能独健。肝伤则气失疏泄而血瘀，脾伤则运化失常而水泛。况肾为胃关，司开阖、主二便，肾虚则开阖失职，二便不利，水不宣泄而停蓄为肿。至于治法，既为水血互结，故采用行水逐瘀，双管齐下，证治相符，亦效如桴鼓。

149. 肝寒腰腹痛

何某某，男，57岁，新邵养路段，1968年7月5日诊。

患少腹之左腰痛数日，伛偻不伸，行步艰难，拘急恶寒，不饮不食，二便尚可。脉象弦紧，舌淡无苔。脉症合参，证属寒疝，系肝经寒滞，络气痹阻。

治法：温经通络，理气止痛。疏当归四逆汤加味：

全当归10克，嫩桂枝10克，酒白芍10克，山木通6克，北细辛3克，小茴香5克，延胡索6克，川楝子10克，橘核10克，炙甘草3克，老生姜10克。

三剂霍然而愈。续疏当归建中汤以固中州而散外寒，杜绝重感。

按：王旭高《退思集类方歌注》谓当归四逆汤"治寒入营络，腰股腿足痛甚良。"陈修园《医学从众录》亦曰："经云：'肝，足厥阴也，是动则病腰痛，不可以俯仰。'宜当归四逆汤治之。"由是观之，当归四逆汤，不仅能治寒疝腹痛，且治肝脉寒滞之腰痛亦良。又本例若以景岳暖肝煎治之，当亦可奏效。

150. 虚寒腹痛

钱某某，女，49岁，农，新邵陈家桥公社。1978年10月5日初诊。

脘腹疼痛，反复发作，历有年所。此次旧病复萌，为时五日。脘腹切痛，痛彻于背，伴见瑟瑟畏冷，头晕，心悸，目胀，头汗齐颈而还，胸胁逆满，噫气频仍，时吐清水，肠鸣辘辘，口中和，食不下咽，二便尚可。脉象沉细迟，舌质淡红，薄灰白苔。脉症合参，证属脾肾虚寒腹痛。

治法：温补脾肾，定痛止呕。方用真武汤合附子粳米汤：

制附片8克，白茯苓10克，漂白术10克，炒白芍10克，法半夏10克，炙甘草5克，老粳米30克，老生姜3片，南大枣3枚。

方中附子温肾阳以驱寒止痛；苓、桂、术、枣、草、粳米健脾利湿；半夏，生姜温胃降逆止呕；白芍启阴凝而布阳和，阳气既布而痛斯已。诸药共奏温补脾肾，祛寒利湿，止痛降逆之功。

10月9日二诊，服上方3剂，脘腹顿减，腹痛如削，头晕，眼胀亦已，已能稍进饮食。但仍心悸不寐，噫气、吐清水未除。此属脾胃气虚，运化失职。胃气不降，则噫气呕吐，"胃不和，则卧不安"。

治法：和胃降逆，以冀功成一篑。疏六君子汤加赭石、竹茹、远志：

台党参10克，白茯苓10克，陈橘皮5克，法半夏10克，焦白术10克，代赭石15克（先煎），青竹茹3克，炙远志6克，生甘草3克，老生姜3片。

上方连服5剂，诸症悉蠲。继用调理脾胃之剂收功。

按：本例因脾肾阳虚，不克运化水湿，水湿中阻，故腹痛肠鸣，《灵枢·五邪篇》邪在脾胃，"阳气不足，阴气有余，则寒中肠鸣腹痛"；肾虚寒水之气上逆，故胸胁逆满，呕吐清水，噫气不除及头晕、头汗而心悸；肾阳式微，故畏冷，脉沉细迟；肾阳无以温煦脾土，则不能食。综观上述诸症，皆一派脾肾虚寒之象。故方用温补脾肾之剂，竞奏捷效。

151．腰腿痛

李某某，男，36岁，新邵县谭府公社，1974年7月3日门诊。

患者自去秋病腰腿痛，叩遍青囊，病仍依然，现右下腰沿右腿后侧下延足踝，一线引痛，步履艰难，畏冷殊甚。脉象沉细，舌质淡，无苔。脉症合参，证属寒滞肝脉，气血运行受阻，"不通则痛"。此证符合现代医学之坐骨神经痛。

治法：温经散寒，舒经活络。王旭高《退思集类方歌注》谓当归四逆汤"治寒入营络，腰股腿足痛甚良"。遂用当归四逆汤加味：

全当归12克，嫩桂枝10克，白芍药10克，北细辛3克，山木通10克，南大枣3枚，香独活10克，川牛膝10克，川续断10克，汉防己10克，蜈蚣2条，净地龙6克，全蝎3克，宣木瓜10克，生甘草3克。

连服十剂，逐渐痛止，步履如常。

后一年追访，未见复发。

按：腰腿痛，多因腰部受寒或外伤后，局部筋脉血行不畅而致瘀痛。因外伤而致者，治宜活血散瘀，舒筋活络。用小活络丹、和血舒筋方（当归、川芎、赤芍、生地黄、鸡血藤、续断、木瓜、秦艽、桑枝）及复元活血汤加川芎、桂枝、乳香、没药。若因寒冷而致者，宜温经散寒，调营通滞。可用阳和汤，当归四逆汤加减。因肝主筋，寒主收引，寒伤厥阴肝经，则筋脉收引而痛。当归四逆汤能治寒伤厥阴，血脉凝滞而呈寒冷疼痛之症，故用以治是证甚良。余治腰腿痛审系属虚寒所致者，用此方化裁，往往辄收良效。

152. 风湿腰腿痛

潘某某，女，40岁，新邵县陈家坊，1975年11月4日初诊。

患者既往有痹证史。患者曾因双上肢及右腰腿疼痛、麻木，在某某医院住院治疗，好转出院。出院后不久，旋又复发，右腰腿自下腰沿足外侧至踝关节一线牵引麻木剧痛，运动艰难，外无红肿，无寒热。脉象沉缓，舌质正，无苔。抬腿实验阳性。断为寒湿痹证，用当归四逆汤加减。11月14日二诊，脉症同前，痛无增减。续疏复元活血汤加桂枝、川芎、乳没之属亦无效。

11月20日三诊，前进两方，不惟痛不见减，而且变本加厉。沉思半晌，此证必非因寒亦非因瘀而致，故得桂枝、细辛、川芎辛通之品，风借火威，走窜过甚故尔。势必改弦更辙，以祛风利湿，通络止痛是治：

豨莶草30克，北丹参15克，川牛膝10克，宣木瓜10克，金石斛10克，千年健6克，制蜈蚣2条，银花藤15克，威灵仙10克，桑树根30克，薏苡仁15克，生甘草5克。

服上方其痛遂已，运动如常。追访3月未复发。

按：本例初诊断为寒湿阻络，用当归四逆汤加减不效；续用散寒通络活血，以复元活血汤加味亦无效，而且痛增；三诊认为病非寒滞，上列方剂辛温助热，走窜过甚故尔。改用祛风利湿通络而愈。可见痛则宜通，然而通之过甚反而痛增，因事物有不可以刚克，而须以柔制者，纯柔纯弱，其势必弱；纯刚纯强，其势必亡。今病因非寒，而用药以热，以刚益刚，宜其不效。病证多端，治法不一，必具明眼慧心，鸢飞鱼跃之法以对之，否则胶柱鼓瑟，不方随证转，鲜克有济。

153. 寒湿腰痛

王某某，男，34岁，新邵机械厂工人，1967年11月9日诊。

患腰痛沉重，如带五千钱，腰中冷，如坐水中，拘急筋挛，难以转侧俯仰。口和，食少。二便清利。脉象濡缓，舌质胖，薄白苔，面色晦暗。脉症合参，证属寒湿腰痛。

治法：祛寒利湿，以冀痛止。

薏苡仁 30 克，漂白术 30 克，宣木瓜 6 克，黑附片 9 克，汉防己 9 克，川牛膝 9 克。

方中附子散寒，白术、苡仁、防己利湿，木瓜、牛膝舒筋活络。重用薏苡仁、白术者，取其利腰脐之气尔。更有一层意思：脾主运化而恶湿，寒湿内困，必殃及脾之运化，所以用温阳健脾，渗湿利水为治。

上方连服 4 剂，诸症霍然而安。

按：治寒湿腰痛，仲景用干姜苓术汤后，清朝陈士铎之宽腰汤、轻腰汤及陈修园之新定白术汤、新定苡仁汤，方皆简验。诸方皆重用白术，或重用白术、苡仁，取其健脾渗湿，能利腰脐之气也。经曰："从腰以下者，足太阴、阳明皆主之。"陈修园治此证，每以白术为君者，取其太阴；有时用苡仁为君者，取之阳明。以白术运行土气于肌肉，外通皮肤，内通经脉，风寒湿三气为痹，一药可以兼治。苡仁为阳明正药，阳明主润宗筋，宗筋主束骨而利机关，固二药分用合用，或加一二味引经，辄收奇效。本例治疗处方，重用白术、苡仁，即仿上列诸方而制。

154. 寒滞腰腿痛

孙某某，男，38 岁，新邵陈家桥公社，1968 年 3 月 2 日诊。

患者去冬偶因挑煤过劳，汗出溅溅，随即沐浴受寒，翌日，遂发生尻、胯痛，治疗鲜效，时延数月。刻下症见：尻、腰胯连足股痛而且麻。初则运动之后，痛麻悉减；继则反是，稍事运动，痛麻益剧，腰尻沉重，如带五千钱，艰于行动。脉象沉弦，舌质淡，无苔。脉症合参，证属营卫受寒，着于肝肾经络，不通而痛。

《张氏医通》言："尻乃足少阴与督脉所过之处，兼属厥阴。"肝为罢极之本，肾乃作强之官，劳动之后，肝肾愈敝，腠理开张，寒湿之邪乘虚外袭，"邪之所凑，其气必虚"，理之自然。初起活动后痛减，以邪入未久，正气犹旺，活动后气血流通，通则不痛，所谓强者气行则已；继而活动后其痛更著者，以邪入既久，经络锢闭，邪正相安于一域，膠固难拔，活动时，气血流通受阻，不通而痛，所谓怯者着而为病是也。

治法：温经通络，祛寒止痛。方用王洪绪阳和汤去地黄，加草乌、独活：

麻黄绒 5 克，中安桂 3 克，炮干姜 5 克，白芥子 6 克，鹿角霜 15 克，制草乌 6 克，香独活 12 克，生甘草 3 克，老生姜 3 片。

3月7日二诊，上方连服 5 剂，痛麻顿减，仍加入地黄再投 5 剂。

3月15日三诊，痛已基本止，续用金匮肾气丸和当归四逆汤加减收功。

按：本例证属阴寒，用阳和汤加味，旨在散寒痛经，以期痛止。王洪绪《外科证治全生集》中之阳和汤列为首方，原用以治一切阴疽。马培之评曰："此方治阴疽，无出其右，用之得当，应手而愈。"余临床经验，此方不仅治阴疽已也，凡痹证之属于虚寒者，如审证凿然，借用此方，效验亦佳。本例初诊去地黄者，恐其滞腻寒湿之邪也；加草乌、独活斩关夺隘，加强驱逐寒湿之力以止痛。王洪绪言："非麻黄不能开其腠理，非肉桂、炮姜不能解其寒凝。"朱祖怡在《医醇賸义》痹证龙火汤后按云："寒气胜者为痛痹，止痛必先祛寒，鹿角、苁蓉、肉桂是本方（指龙火汤）之主药。"故本方中鹿胶改鹿角霜，渊源于此，非敢师心自用，篡改先贤成方。

155. 寒滞腰脊痛

段某某，女，35 岁，新邵生资公司，营业员，1974 年 10 月 19 日诊。

腰痛，背脊痛而喜捶击，畏冷，身肿，带下淋漓。脉象沉细，舌淡，无苔。脉症合参，证属寒滞腰脊痛，系肾阳不足，督任寒滞所致。

治法：散寒通阳，调补督任。仿《静香楼医案》治脊痛法：

鹿角霜 15 克，嫩桂枝 9 克，生白芍 12 克，全当归 12 克，棉杜仲 12 克，川续断 9 克，羌独活各 9 克，金毛狗脊 12 克，炙甘草 5 克，老生姜 3 片，南大枣 3 枚。

按：本例为肾与督任同病。腰为肾府，今腰痛，畏冷而脉沉细，乃肾阳式微，背脊为督脉所经之处，脊痛畏冷，非寒滞督脉不通则痛而何？督为阳，任为阴，阴阳相抱，阳病及阴，督病及任，城门失火，殃及池鱼，理之自然。任脉为病，带下瘕瘕。今白带淋漓，任脉之病，昭然若揭。故用温补督肾，效如桴鼓。

156. 气滞血瘀腰痛（二则）

（1）

程某某，男，50 岁，新邵基建公司，1967 年 7 月 23 日诊。

左腰痛，日轻夜重，痛剧如刺，屈而不伸，佝偻而行，痛处喜重按或叩击。口和食差，小便淋沥。脉沉细弦，舌质暗，无苔。脉症合参，证属肝寒阻络，气滞血凝。

治法：暖肝通络，理气活血。仿《医家四要》通气散、活络饮及当归四逆汤化裁：

全当归 9 克，嫩桂枝 9 克，炒白芍 12 克，北细辛 3 克，山木通 9 克，小茴香 6 克，黑丑牛 6 克，山甲珠 3 克。

上方连服 3 剂，痛即全止，小便亦通畅无阻。

按：经曰："肝，足厥阴也，是动则病腰痛不可以俯仰。"夫腰为肾府，肝藏血，主疏泄。肝行肾气，乙癸同源。今肝经寒凝，气滞血瘀，条达失职，不能为肾行气，故腰痛如锥刺而夜重；疏泄无权，故小便淋涩。用当归四逆汤合通气散，温肝通络，理气活血，其痛不止自止。

（2）

何某某，女，26 岁，新邵寺门前公社大石学校，1967 年 12 月 3 日诊。

患者于三年前因产褥中失于调摄，此即发生腰痛，经治疗好转，未注意根治；去年二产后，旧病复发，腰围胀痛，痛处喜捶按。从事轻度劳动后，翻为痛缓；但久坐、久站、远行，或劳动过度，或言语过多，其痛益甚。兼见：肠鸣、鼻衄、面目微肿等症。无肾炎、尿路结石病史。年来中西药兼治，效果不显。脉象沉涩，舌质正，无苔。余初意以腰为肾府，胎系于肾，产后腰痛，当为肾虚，用补肾之剂，不效；继思产后百脉空虚，气血双亏，用补益气血之剂又不效，且痛更甚。反复推敲：用补益之剂，而痛反增，则非气血虚弱，必为气血凝滞可知。乃改弦更张，从疏通气血论治。

治法：理气活血，以期痛止。选用复元通气散加减：

小茴香 6 克，牵牛子 6 克，山甲珠 5 克，川木香 6 克，陈橘皮 5 克，白芥子 9 克，漂白术 12 克，薏苡仁 15 克，桂枝尖 6 克，宣木瓜 6 克，延胡索 6 克，炙甘草 5 克。

因有肠鸣，面浮，故加用白术、薏苡仁、白芥子以去痰湿而利腰脐之气；久痛入络，诸痛平肝，故更加桂枝、木瓜以平肝通络。

上方连服 4 剂，腰痛顿止。续用调理之剂而愈。

按： 本例腰痛用补益之剂，而痛反增；痛处搥按或稍事劳动则痛减。据此推勘，证属气血凝滞无疑。盖通则不痛，不通则痛，以补益之剂，增加凝滞，不通故痛。按摩、运动、促使气血流通，通则不痛。因此，用复元通气散，理气活络，证治中肯，故而效如影响。

157. 血虚足麻

廖某某，男，25 岁，1974 年 3 月 17 日就诊。

患者原有钩虫病史。刻下面目黄肿，左膝麻木无力，步行艰难，精神困顿。脉象沉细弦，舌质红，无苔。脉症合参，证属肝血不足，筋失濡养。

治法：养血舒筋，祛湿活络。方用四物汤加味：

台党参 10 克，制首乌 15 克，锁阳 10 克，全当归 10 克，杭白芍 10 克，淮牛膝 10 克，正川芎 6 克，怀熟地 10 克，薏苡仁 15 克，鸡血藤 12 克，漂苍术 10 克，川黄柏 6 克，嫩桑枝 30 克。

方中四物养血；苍术、薏苡仁、黄柏祛湿；桑枝、牛膝、鸡血藤舒筋活络。补中有泻，泻不伤正。

5 月 22 日二诊，服上方 5 剂，膝麻已止，步行亦较轻捷有力。方既得效，毋事更辙，宗原意以六味丸加牛膝、薏苡仁、独活、当归赓治，以竟全功。

按： 麻木多因荣卫虚弱，经络阻滞所致。《证治汇补》谓："营血虚则不仁，卫气虚则不用。不仁不用，即麻木之类欤。其症多见于手足者，以经脉皆起于手指端，四末行远，气血罕到故也。"亦有因食积、痰湿、死血、风火而致者，临证之际，须加详参。本例因肝血不足，筋失所养，肝藏血而主筋，膝为筋之府。"食入于胃，散精于肝，淫气于筋。"筋得血濡，方能运动自如，所谓"足得血而能步"。今肝血虚，无以淫气于筋，故足膝萎弱麻木，步履艰难。履霜坚冰至，不早为图治，痿证堪虞。

158. 肾虚足热

陈某某，女，46岁，1977年4月27日诊。

患者素体肝肾阴亏，常婴痰病，曾患肝炎、肾炎、盆腔炎及经常头痛等病症。迩来头晕，头痛，腰膝酸疼，足心灼热，喜近风凉，且双足沉重作胀，口干不多饮，食纳尚可。脉象沉细数，舌质红绛无苔。脉症两参，证属肾阴不足，湿热下注。

治法：滋补肾阴，少佐祛湿，用王太仆壮水之主、以制阳光法。

方用六味丸合二至丸三妙散加桑寄生：

怀熟地15克，怀山药12克，粉丹皮6克，云茯苓10克，山萸肉10克，宣泽泻6克，漂苍术6克，川黄柏6克，川牛膝10克，旱莲草10克，女贞子10克，桑寄生12克。

5月11日二诊，上方连服5剂，诸症悉已。因名其方为"二三六"。效不更方，仍宗原意加减，以资巩固。

按：脑为髓海，髓海不足，则头晕头痛；腰为肾府，肾虚则腰痛；肾阴不足，湿热下注，故足心热而重着；脉象沉细而数，舌质红绛无苔，肾阴不足之征。一得之愚，认为肾虚湿热下注，足胫发热，小便黄赤者，可用"二三六"加减，往往收效甚捷。

159. 肠痈（二则）

（1）

廖某某，男，30岁，新邵土桥公社，1978年1月24日门诊。

患者于三天前骤感满腹疼痛，继转右下腹持续疼痛两天，痛处拒按。发热，小便黄，大便秘结。脉象沉弦，舌质红，苔黄。麦氏点压痛及反跳痛明显，结肠充气实验、腰大肌实验皆为阳性。血象检查，白细胞1.8000/立方毫米，中性粒细胞升高。此病为肠痈，符合现代医学之急性阑尾炎。系气血瘀阻，湿热郁积于大肠所致。

治法：清热利湿通腑，活血化瘀。方用大黄牡丹皮汤加味：

生大黄10克，粉丹皮7克，元明粉7克（冲），桃仁泥10克，生地榆30克，金银花30克，薏苡仁30克，红藤30克，冬瓜子15克。

水煎服

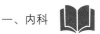

二诊（1月26日）前方急服三剂，便通痛减。惟行动时震动则痛，白细胞正常，原方去玄明粉，加败酱草30克，嘱继服三剂。遂未来复诊，后追访病已愈，已照常工作。

按：肠痈即急性阑尾炎。系由寒温失调，或饮食失节，或喜怒无度而使邪气与"营卫"相互纠缠，致使运化失职，糟粕积滞，气血瘀阻，湿热内生而成肠痈，如血肉腐败，化而为脓。治宜活血化瘀，清热利湿通腑。及时通下，扫除淤积，便"通则不痛"而愈。此种经验总结，煞宜留意。

（2）

黄某某，男，63岁，农，新邵陈家桥黄家冲，1975年6月30日诊。

患者腹痛有年，反复发作多次，此次旧病复发三天，初则满腹皆痛，继而逐渐转移于右下腹剧痛，呕逆，脚蜷缩则稍舒，口干喜热饮，食纳不佳，大便不畅，小溲短赤。

查：麦氏点压痛明显，腰大肌实验、结肠充气实验皆阳性。脉象沉弦，舌质暗，舌苔黄腻。脉症合参，病属肠痈，即现代医学所称慢性阑尾炎急性发作。系湿热蕴积大肠，气血瘀滞不通所致。

治法：理气活血，清热燥湿，辛通苦降，疏通滞塞。选用沈仲圭氏《中医经验方》中之治慢性阑尾炎方加减：

制香附10克，台乌药10克，花槟榔10克，法半夏10克，陈橘皮6克，降香木3克，生麦芽10克，粉丹皮6克，青木香6克，生白芍10克，川黄连3克，子黄芩6克，紫苏梗9克，生甘草3克，老生姜3片。

上方连服5剂，未来复诊，询知痛止。翌年二月，病发如初，经用西药治疗，效果不著，乃捡去岁原方再服5剂，痛又止，健如常人。

按：治慢性阑尾炎方，经治多人，颇有一定疗效。百病皆生于气，查此方主要作用，在于疏通气滞，气既通达，则血瘀、湿热之邪，自易攘除。

160. 偏坠（二则）

（1）

肖某某，男，30岁，新邵供销社，1968年1月5日诊。

左侧睾丸红肿胀痛，左少腹亦拘急疼痛，屡药不效，殆已半月。脉象沉弦，舌质正常，无苔。脉症合参，断为肝经气滞血凝所致。

治法：理气活血，散结止痛。用谭次仲治睾丸炎方：

浙贝母30克，赤芍药12克，桃仁泥9克，元胡索9克，川楝子9克，橘核9克，陈枳壳9克，芽桔梗9克，生乳香3克，生甘草3克。

上方连服3剂，其痛即止。曾记去岁有李某患睾丸胀痛，方用上方加丑牛、海藻而愈。爰附记于此。

按：此方见于《湖南中医单方验方选》。据介绍称：此本南海谭次仲方，治睾丸红肿胀痛，不论何种原因，屡用屡验。但要和肠疝鉴别。经实践检验，确有良效。

中医治疗是证，颇有效方。陆渊雷云：日人野津氏《汉法医典》载橙皮汤一方，无论偏大两大，有热无热，服之皆效。方为橙皮、木通、大黄、茴香、桂枝、槟榔。岳美中、沈仲圭氏亦介绍橙皮汤之效果。岳云：余昔年治睾丸肿痛，常来用橙皮汤，无论寒疝热疝，单坠双坠，均收到满意效果。沈云：治一疝气，用济生橘核丸加减，应手而效。认为橘核丸与橙皮汤并称为治疝气专方。

（2）

颜某某，男，46岁，新邵基建公司，木工，1975年8月1日初诊。

患者于10日前，病寒热交作，继而右侧睾丸肿痛。曾经某某医院治疗，效果不著，转来我处门诊。症见：右侧睾丸肿胀疼痛，放射右腰及右下腹痛，下午痛甚，行走站立障碍。食纳欠佳，不渴，无寒热，大便可，小便黄。脉象沉弦，舌质红，薄白苔。阴囊红肿如茄，右侧睾丸大于左侧健康睾丸二分之一，右侧精索亦肿胀。脉症合参。证属偏坠，符合现代医学之睾丸炎。

治法：疏肝理气。

川楝子10克，小茴香6克，青木香10克，尖槟榔10克，制川乌5克，山木通10克，台乌药10克，降木香6克，荔枝核12克，粉丹皮10克，北防风10克。

8月3日二诊，前方连服三剂，睾丸、精索肿胀疼痛俱减。效不更方，原方出入再投。

8月7日三诊，上方连服四剂，肿痛基本已止。原方加减，以搜余邪。

按：肝脉绕阴器，睾丸为肝经所主，故睾丸肿痛，为肝经气血凝滞所致。治宜疏肝理气。方中丹皮配防风、大黄配附子，皆为治偏坠要药。

二、妇 科

1. 月经先期

陈某某，女，30岁，新化县青石公社，1967年6月28日初诊。

经水先期，半月或兼旬一行，量少，色暗，淋漓不断，殆延旬日方止。伴头痛眩晕，左少腹胀痛，口渴，食少。脉象弦数，舌质暗，无苔。脉症合参，证属水亏火旺，血瘀气滞。

治法：补水降火，理气活血。方用傅氏两地汤加味：

炒大生地30克，炒白芍药15克，元参30克，麦冬肉15克，地骨皮9克，正阿胶9克，北丹参15克，制香附6克。

方中地骨、生地清骨中之热。骨中之热，由于肾经之热，清其骨髓，则肾气自清，而又不损伤胃气，此治之巧也。因兼有血瘀气滞，故加用丹参、香附以活血理气。

7月2日二诊，上方连服4剂，头痛、腹疼，口渴诸症皆已。但经水仍点滴不尽，此为胞宫瘀阻之征。止血必先祛瘀，如沟渠淤阻，水必妄溢，续疏桂枝茯苓丸合乌贼芦茹丸：

桂枝尖6克，赤茯苓9克，桃仁泥9克，炒白芍9克，粉丹皮9克，乌贼骨9克，茜草根6克。

一服血止。嘱其下月经行时，仍服两地汤，月经即调。

按：经水先期量少者，傅氏认为是火热而水不足。治法不必泻火，只专补水，水既足而火自消，亦既济之道也。方用两地汤甚善。

经水淋沥不绝，为血瘀之征。余之经验，用桂枝茯苓丸加味，以祛瘀止血，屡屡奏效。

2. 月经愆期

朱某某，女，23 岁，未婚，新邵联合工厂，1975 年 10 月 29 日门诊。

患者形体肥胖，数月以来，月经愆期，色暗，量多少不定。此次经逾两月，经讯尚属杳然，伴腰腹胀痛、头晕、食差、恶心。脉象沉滑，舌质红润，薄白腻苔。脉症合参，证属脾气失运、气滞痰壅，冲任经络受阻，胞脉不通，因而月经愆期。

治法：理气化痰，健脾燥湿。用越鞠丸合苍莎导痰汤：

漂苍术 6 克，正川芎 6 克，香附子 10 克，法半夏 10 克，白茯苓 10 克，陈橘皮 5 克，制南星 6 克，陈枳实 6 克，黑栀子 6 克，生甘草 3 克。

11 月 3 日二诊，上方连服五剂，即经闭来潮。但仍觉腰腹胀痛，续疏逍遥散加减亦愈。

按：朱丹溪曰："肥人痰塞胞门，宜厚朴二陈汤。"张山雷曰："肥人多湿多痰，阻其络脉。气血为之不利，因而月事愆期者，固是理之恒有，治宜理湿化痰。"此言肥胖者内多痰湿，痰湿阻其经络，则气血不畅，冲任不利，因而月经停闭。治宜理气化痰，健脾燥湿。痰湿既除，气血调畅，冲任通利，则月经自行。

3. 月经不调

罗某某，女，19 岁，1979 年 5 月 12 日初诊。

半年以来，月经周期先后无定，经量或多或少，经色黑暗，若断若续，持续八九日方净。经时腹胀痛，口渴，食纳呆滞，头目眩晕，小溲黄，大便尚可。脉象沉弦，舌质正常，无苔。脉症合参，证属肝气郁滞，忤犯脾胃。

治法：疏肝理脾，清热理气。用丹栀逍遥散化裁：

全当归 10 克，白芍药 10 克，白茯苓 10 克，红柴胡 10 克，黑山栀 8 克，牡丹皮 6 克，台乌药 10 克，香附子 10 克，益母草 15 克，延胡索 8 克，生甘草 3 克，川楝子 10 克（杵破）。

方中当归、白芍和肝脾之血；乌药、香附理肝脾之气；丹皮、栀子清肝经之热；川楝、柴胡、延胡索疏肝止痛；茯苓、甘草健脾和中，综合全方，有疏肝理脾，调气和血、泻热止痛之功用。

7 月 4 日因妊娠恶阻前来就诊，借知服上方后已身怀六甲矣。

按：肝脾不和，故腹痛纳呆；脾不主信，肝不疏泄，经行或先或后，或多或少，若断若续而漫无定期。

治用薛己八味逍遥散，盖是方功擅解郁泻热，调和肝脾，为调经种子常用有效之方剂。余临床数十年，遇妇女月经不调而不孕者，应用本方加减，往往经调而喜得震索。"绿叶成荫子满枝"者，不胜枚举。故举一则，以概全貌。

4. 痛经

何某某，女，18 岁，农，新邵县花桥公社，1973 年 2 月 13 日门诊。

月经愆期，经前一、二日即腰腹胀痛，两胁亦胀痛不适，经来量少，呈紫黑块，头目晕眩，口渴尿赤。舌红无苔，脉象弦急。脉症合参，证属肝火郁而不扬，经欲行而肝不应，则气遏抑而痛，是谓痛经。

治法：补肝血而解肝郁，纠肝气而降肝火。仿冉雪峰以傅青主宣郁通经汤，用泽兰叶代替白芥子：

全当归 15 克，白芍药 15 克，粉丹皮 9 克，北柴胡 6 克，子黄芩 9 克，黑栀子 9 克，制香附 6 克，广郁金 5 克，泽兰叶 9 克，生甘草 3 克。

经前腹痛时开始服，一日一剂，至经净为止，询知下月经期正常，腰腹痛除。

冉雪峰曰："查此方（指上宣郁通经汤）乃养血清血，解郁宣气，半调半疏之方。归芍养血，丹栀清血，香附解气分之郁，郁金解血分之郁，芥子、柴胡和表以达外，黄芩、甘草和中以清内。"

按：冉雪峰曰："青主长于女科，故其调经方剂，井然有序。调经药多温通，此则清通。昔贤谓此方补肝之血，以解肝之郁，纠肝之气，以降肝之火；故奏效甚捷，洵非虚誉。"殷思箴谓此方效好，少腹疼痛加川楝子、延胡、桂枝、小茴；脉数有热去白芥子。经试验屡试屡效。故愚凡遇火郁难通、经前腹痛者，辄用此方随症加减，其效不爽。

5. 火郁痛经

谢某，女，19 岁，新邵机械厂，1967 年 3 月 10 日诊。

经前腹痛数日而经始行，经量较少，呈紫黑块状，三日经净。伴头晕，口渴。脉象弦数，舌质红，无苔。脉症合参，证属肝经火郁所致。盖肝中有火，郁则不扬，经欲行而肝气不应，则抑拂其气而痛生。其色紫黑者，水火两战之象；成块者，火煎成形之状；口渴、头晕者，肝火上炎之征。

治法：泻火解郁，调经止痛。方用傅青主宣郁通经汤加味：

全当归9克，杭白芍9克，红柴胡6克，子黄芪6克，炒山栀9克，粉丹皮6克，香附子5克，广郁金6克，白芥子6克，生地黄9克，黑玄参9克，生甘草3克。

服上方后，下月行经，腹遂不痛，血色正常。

按：傅氏宣郁通经汤，治火郁不通，经前腹痛，推为良方。余临证数十年，凡遇是证，投以是方，多无闪失。询如冉雪峰氏对本方之评价："择可适应而善用之，妇科当无难调之经病。"

6. 气血凝滞痛经

刘某某，女，24岁，新邵酿溪镇大圹大队，1967年7月18日诊。

近三月以来，每值月经前，则少腹胀痛，手不能按；经来量少，血色紫暗，有块状物。脉象沉涩，舌质暗，无苔。脉症合参，证属气血凝滞，经行不畅，不通则痛。

治法：行气活血，通则不痛。选用瑞金散：

当归尾9克，赤芍药6克，老川芎5克，延胡索6克，蓬莪术6克，生红花6克，官桂皮3克，生姜黄6克。

上方服2剂，血流通畅，腹即不痛。嘱其下月经行时，仍服原方1至2剂，其病当能痊愈。

按：《古今图书集成·医部全录》谓丹溪瑞金散，"治月经不行，血气撮痛"。经前腹痛，大抵属实。其发病之原因虽不一致，其病机必涉及气血瘀滞，故痛经之治，多以活血理气为首要。然而必须辨证求因论治：若为肝郁气滞者，可用宣郁通经汤加减，或丹栀逍遥散加丹参、香附之属；属气血凝滞者，可用瑞金散加减，少腹逐瘀汤亦良；若属寒湿阻滞，可用内补当归丸及当归四逆汤加减。此皆为先贤千锤百炼之经验，不可以为老生常谈而漠视之。

7. 肝郁痛经

邓某某，女，24 岁，新邵向江渡，1974 年 7 月 2 日诊。

患者已婚，初，伉俪情笃，无奈好景不长，一年之后，其夫病精神失常，药石无灵，因而镜破钗分，旧情新愁，才下眉头，却上心头，思虑过激，不时，遂自病头晕，头痛，精力颓羸，饮食少思，用力之后，辄全身颤动；继而月经后期，量少，色黑，有块，经时腰腹胀痛。脉象沉弦鼓指，舌质暗，无苔。脉症合参，证属肝气郁结，疏泄失职，气滞不运，导致血瘀。

治法：疏肝理气，活血化瘀。用逍遥散加味：

全当归 12 克，炒白芍 9 克，正川芎 6 克，川郁金 6 克，制香附 9 克，刺蒺藜 9 克，云茯苓 9 克，漂白术 9 克，泽兰叶 9 克，红柴胡 9 克，桑寄生 9 克，生甘草 3 克。

8 月 13 日二诊，上月服上方 5 剂，此次经行腰腹痛止，周期正常。但仍头晕，头痛，神疲不食。仍用逍遥散加味：

全当归 9 克，正川芎 5 克，漂白术 9 克，红柴胡 6 克，白茯苓 9 克，生白芍 9 克，玉竹参 9 克，北防风 9 克，香白芷 6 克，钩藤勾 6 克，干地龙 5 克，全蝎 3 克，薄荷叶 3 克，生甘草 3 克。

服上方头晕、头痛亦止。

按：本例因忧思过极，肝阴不足，肝阳偏盛，故见上述诸症，气血相因，气郁不行，而血亦瘀，故治用疏肝理气，活血化瘀。

8. 虚寒痛经

唐某某，女，22 岁，武岗县下放知青，1977 年 6 月 28 日门诊。

患者月经周期正常，病痛经两年，每届月经来潮时，少腹剧痛难忍，喜按喜暖，经量少，色淡红，手足不温。脉象沉细弦，舌质淡红，少苔。脉症合参，证属寒滞肝经，冲任受阻。盖肝脉络于阴器，上抵少腹，与冲任关系綦切。寒为阴邪，主收引，寒邪侵袭肝经，血凝气滞，冲任气血运行不畅，"不通则痛"故小腹痛剧，经量少而色淡红；阴胜则阳气不布，血失温运，不能达于四肢，故手足不温。《金镜内台方议》谓："阳气外虚，不能温于四末，故手足厥寒。"寒得阳气则温通，故痛处喜温喜按。

舌质淡红，脉象沉细，皆阴寒内甚之象。

治法：温经散寒，温通血脉。

用当归四逆汤加味：

全当归10克，嫩桂枝6克，北细辛3克，山木通6克，活芍药9克，台乌药9克，制香附9克，威灵仙9克，泽兰叶9克，炙甘草4.5克。

水煎服，一服痛止。嘱其下月经行时，仍服原方二剂，连服两三月，病可根愈。

按："冲为血海，任主胞胎。"故妇女月经正常与否，与冲、任二脉息息攸关。又冲任与肝关系綦切，故曰："肝为妇女先天。"肝脉络于阴器，上抵少腹，若寒伤厥阴肝经，血脉凝滞，以致冲任气血运行不利，"不通则痛"，因此发为虚寒经痛。当归四逆汤，功能温经散寒，调营通滞，故治寒伤厥阴，血脉凝滞之痛经辄效。

9. 痛经不孕

徐某某，女，24岁，邵东籍，1968年春诊。

经时少腹胀痛甚剧，经水量少，色紫黑，有块，结婚五载，熊梦犹空。其翁姑抱孙心切，嘱其来院就诊。脉象沉涩，舌质暗红，无苔。脉症合参，证属血瘀气滞，不通而痛。

治法：活血理气，俾气血通畅无忤，则腹痛自止。疏王清任少腹逐瘀汤：

全当归12克，老川芎5克，赤芍药6克，炮干姜3克，中安桂3克，五灵脂10克，生没药5克，延胡索6克，小茴香3克，生蒲黄9克（包）。

服上方后，次月月经痛止，后三月复诊，脉象滑数，头晕神倦，恶心憎食，妊娠恶阻之象，昭然若揭。经某专区人民医院妇检，确诊为妊娠。

按：种子乃天地氤氲之气所钟，纯属自然造化之妙，纪昀《阅微草堂笔记》谓："夫男女构精，万物化生，是天地自然之气，阴阳不息之机也。"非人智所能勉强，然而，人工能参赞造代者，厥惟调经，古人谓种子必先调经，俟经既调，妊娠乃不期然而然。今气血凝滞，冲任瘀阻，瘀不去则新不生，安得螽斯叶吉。王清任少腹逐瘀汤，谓此方为"调经种子第一方"。又曰："更出奇者，此方种子如神。"余仿用以治妇人血瘀经痛、不孕，凿然有效，后阅张楠、邓铁涛及范文虎诸贤先后报告，用此方治痛经及不孕症，颇有奇验，实先获我心。

10. 痛经失神

周某某，女，20 岁，未婚，1976 年 6 月 3 日诊。

其家属陪同来诊，代诉：痛经剧烈，递遭七月，此次因行腹痛如割，莫可忍耐。剧痛之余，猝然神志失常，语言无伦，表情淡薄，郁郁不乐，终日默默，缄口不言不食。家人强其就诊，殊不合作，自言无病，擅自离开诊室，再三强之挟来，复云无病，又复自动走出诊室如初，故脉舌不详。惟观其步行时，腰项强直，动作失调。窃思因经行腹痛甚剧，遂而失神，蛛丝马迹，病机不难索解。经行腹痛，莫非气滞血瘀，剧痛胀轻，属血瘀证；因痛极而神乱，无非瘀血阻络，考之仲景《伤寒论》热入血室，血蓄膀胱，皆症见神昏，即是明证。

再进而稽诸温病邪热入于营血，亦症见谵语神昏，又一佐证也。盖心主血，主神明，故神昏之病，多见于血分之瘀阻者。此证病机有关瘀阻，据上述推断，证据确凿。

治法：活血祛瘀。遂径书王氏血府逐瘀汤与之：

全当归 10 克，老川芎 6 克，赤芍药 8 克，生地黄 10 克，北柴胡 6 克，炒枳实 5 克，桃仁泥 6 克，生红花 6 克，淮牛膝 6 克，泽兰叶 10 克，生甘草 3 克。

方具清营凉血，祛瘀通络之功。服后果然经血复潮，神志遂清。

按： 余临证三十余年，所历病例，辄以万计，独此证颇为少见，故喋喋言之，以贻后生，智者勿以余为许子之不惮其烦。

11. 闭经

曾某某，女，35 岁，干部，江西乐安县，1977 年 7 月 15 日初诊。

患者素体瘦弱。去年 11 月 28 日月经后，迄今 7 个多月，月经未行，停经后常感胸闷、疲倦、浑身无力，曾经两次发生头目眩晕，房屋旋转，耗两三分钟即已。腰部绵绵疼痛，白带量多，食纳较差，不渴，无寒热。脉象沉细，舌质暗红少苔；脉症合参，证属脾肾两亏，冲任不足，气虚血阻，经闭不行。盖脾为后天之本，气血生化之源；肾主骨，生髓。脾虚气血不足，肾虚生髓失职，髓海不足，气血无以上荣，脑失所养，故头目眩晕；气血不足，全身筋骨营养无资，故浑身无力；腰为肾之府，肾虚则腰痛；脾虚湿盛，气机不利故胸闷；湿热下注故带下多；气血运行不利，气滞血阻，故舌质暗红。脉象沉细，亦气血不足之征。冲为血海，任主胞胎，冲任系肾，肾虚则冲任不足，兼之脾虚气血有亏，气滞血阻，如鲋困涸辙，安得月经以时下。

治法：先拟健脾以资气血生化之源。疏归芍六君子汤加黄精，内金。

全当归 10 克，杭白芍 10 克，台党参 10 克，漂白术 10 克，云茯苓 10 克，法半夏 10 克，陈橘皮 6 克，制黄精 10 克，鸡内金 5 克，炙甘草 3 克。

7 月 20 日复诊。

服上药后，胸闷、白带消除，眩晕、无力明显好转，食饮增加。脉舌同前。

治法：健脾补肾，活血调经。

柏子仁丸加味：

泽兰叶 10 克，卷柏 9 克，淮牛膝 8 克，柏子仁 10 克，川续断 10 克，熟地黄 10 克，全当归 15 克，北丹参 15 克，炙僵蚕 9 克，老川芎 9 克，漂白术 10 克，鸡内金 5 克，五灵脂 9 克。

8 月 9 日患者自江西来信谓：服上方七剂后，第三天月经来潮，情况良好。第一天下血丝，颜色暗红，第二天血色正常。经量较以往变多。但月经前后腰腹微觉胀痛，精神比前振作。要求寄方。按上述情况，病虽基本痊愈，仍有气滞之征。

治法：调补气血。

全当归 15 克，老川芎 9 克，白芍药 10 克，熟地黄 12 克，台党参 12 克，云茯苓 9 克，漂白术 9 克，炙甘草 3 克，香附子 9 克，益母草 12 克。以资巩固。

按：肾为先天之本，主藏精，主生长发育，与妇人经水孕育更相关联，肾气充沛，冲任旺盛，则月事来潮正常。肝藏血，主疏泄，为妇人之先天，上海朱南山医师有"治经肝为先，疏肝经自调"之论。脾为后天之本，主运化水谷，为气血生化之源，有统摄血液功能，故治疗妇女疾病，允宜注重肝、脾、肾三脏。因此，愚治妇人经闭，审系证属肝肾亏损，血海不足者，选用陈自明柏子仁丸合夏庆林治月经闭止方（当归、丹参、川芎、僵蚕、灵脂）化裁，补益肝肾，活血通经，往往取得满意疗效。

12. 血瘀闭经（二则）

（1）

尚某某，女，24 岁，新邵副食品公司，1973 年 12 月 3 日门诊。

患者经闭三月，少腹胀痛，头晕，口渴，食欲不振，余尚正常。脉象沉涩，舌质暗，无苔。脉症合参，证属冲任瘀阻，胞脉闭塞。

治法：活血祛瘀，以期经行。

全当归 15 克，北丹参 15 克，老川芎 10 克，晚蚕沙 15 克，桃仁泥 9 克，生红花 9 克，粉丹皮 6 克，赤芍药 10 克，威灵仙 10 克，益母草 10 克，鸡内金 6 克。

上方连服 10 剂，经水即行。

按：月事行止，与冲任攸关。内经谓女子二七而天癸至，任脉通，太冲脉盛，月事以时下，故有子。七七任脉虚，太冲脉衰少，天癸竭，地道不通，故形坏而无子也。月经闭止之因，血枯与血滞而已。今患者适值芳龄，肌肤丰腴，体态轻盈，况尚未结婚，肾气自完，冲任不虚，则冲任血滞可知。故用活血祛瘀收效。

（2）

周某某，女，44 岁，新邵县委，1977 年 5 月 23 日诊。

患有凤婴疾病，今春经闭不行，于兹三月，少腹胀痛，延及乳胁，大便闭塞，小溲自如。脉象沉弦，舌质略暗，无苔。脉症合参，证属肝郁不舒，冲任瘀阻而致。

治法：活血化瘀，调理冲任。疏加味桂枝茯苓丸：

嫩桂枝 6 克，赤茯苓 10 克，桃仁泥 6 克，白芍药 10 克，粉丹皮 6 克，茜草根 9 克，海螵蛸 9 克，酒大黄 5 克。

桂枝茯苓丸功能活血化瘀，治经闭，少腹胀痛，海蛸、茜草，即《内经》之曰四乌贼骨一芦茹丸，为开通之品，而实具收涩之力，亦治月事衰少不来。

上方连服 3 剂，下少量黑血块，持续服至 10 剂，诸症悉已，月事正常。

按：月经闭止，古分血虚与血瘀。今患者少腹胀痛，便闭溲通，舌质暗而脉弦，显然非血虚而属血瘀。《伤寒论》曰："少腹满，应小便不利，今反利者，为有血也。"本例少腹胀痛，小便自利而经闭，非血瘀而何？肝藏血，主疏泄，与冲任之脉，息息相关。少腹胀痛延及乳胁而脉弦，乃肝郁之证，常闻丹溪言：气血冲和，万病不生，一有怫郁，诸病生焉，故人身诸病，多生于郁。今肝气瘀滞，疏泄不利，势必累及冲任瘀阻，而经闭不行。故用桂枝茯苓丸加味以活血化瘀，月事即行，如响斯应。

13. 气滞血瘀闭经

曾某某，女，30岁，新邵严塘公社下石大队。

1977年5月6日就诊，二胎后，上避孕环一年，将环取去，月汛曾来潮两次，自此以后，遂月经闭止，有十月之久，伴头晕目眩，两太阳穴胀痛，廉于饮食，断续泄泻三年。食油腻则洞泻不止，足面浮肿，时吐清涎，形神显倦，心悸，情绪急躁易怒。脉象弦数，舌质淡红无苔。脉症合参，证属肝阴不足，肝阳偏盛，脾气不振，统运失职，气滞血瘀，故见症如斯。盖肝藏血，主疏泄，脾统血，主运化，为气血生化之源。今肝之藏血不足，疏泄不行，脾之统血运化失职，生化之源呆滞，故冲任失所资养而经闭不行。"目得血而能视，"头目乏气血之养故眩晕；心血不足则心悸；肝气忤脾，脾阳不振，运化无权，故泄泻食少，足面浮肿；气虚不摄津液，故时吐清涎。

治宜理气健脾，补血养肝，活血通经，补泻兼施。

全当归（缺，鸡血藤代）12克，北丹参15克，五灵脂10克，僵蚕10克，老川芎10克，柏子仁12克，漂白术10克，泽兰叶10克，卷柏10克，鸡内金10克，川续断12克，何首乌15克。

5月23日二诊，上方连服七剂后，越七日，月经来潮，经时小腹重坠胀痛，经血开始量多，曾下黑色血块多枚，大者如掌，食纳正常，但仍神疲乏力，头晕目眩脑涨，脉舌同前。仍属肝血不足，肝阳偏盛之征，叶天士云："夫下虚则上实。"治宜补肝阴潜肝阳。

逍遥散合二至丸加首乌、枸杞、菟丝子、桑寄生、钩藤、石决明、沙蒺藜。

全当归10克，杭白芍10克，北柴胡6克，白茯苓9克，漂白术10克，制首乌10克，北枸杞10克，菟丝子10克，钩藤9克，桑寄生10克，石决明15克，沙蒺藜10克，旱莲草10克，女贞子10克。

服上方诸症悉已。

按：余治肝肾阴亏，气滞血瘀者，用本例一诊方化裁，往往获效。

14. 血虚经闭

马某某，女，23 岁，新邵县高桥公社白水大队，1966 年 12 月 21 日门诊。

患者于归后，与翁姑勃豀，常情怀抑郁，结婚数载，熊蛇梦空。今经闭七月，腰背酸痛，食纳不香，身肢瘦弱，面色矢然不泽。脉沉细涩，舌质暗红，无苔。脉症合参，证属心脾气损，肝肾阴亏，血虚瘀阻。不治，将成劳怯，不可掉以轻心。

治法：调理心脾，补益肝肾，活血通经。选用柏子仁丸合陈庆林治月经闭止方加白术、内金：

柏子仁 12 克，熟地黄 12 克，怀牛膝 10 克，卷柏 10 克，川续断 10 克，全当归 15 克，北丹参 15 克，五灵脂 10 克，制僵蚕 6 克，老川芎 9 克，泽兰叶 10 克，漂白术 10 克，鸡内金 6 克。

方中当归、丹参、柏子仁补血养心；地黄、牛膝、续断、柏子仁补肝肾而益冲任；白术、内金健脾运以资生化之源；夫脾经少血多气，当归、地黄补血，灌溉脾经，亦为补益脾土之品；卷柏、泽兰、川芎、僵蚕、灵脂活血通经。综合全方功效，有补益心脾，滋养肝肾，活血通经之效能。

上方连服 7 剂，药后五日，经事来潮，腰痛亦已。

按：患者因姑媳不睦，心脾受损而不月。女子有不月之病，《内经·阴阳别论》曰："二阴之病发心脾，有不得隐曲，在女子为不月。"张锡纯释曰："盖心为神明之府，有时心有隐曲，思想不得自遂，则心神怫郁，心血亦遂不能濡润脾土，以成过思伤脾之病，脾不得助胃消化，变化精液，以溉五脏。"《成方切用》云："女子善怀，每多忧思，忧多则伤心，心伤则不能生血而血少，血少则肝无所藏，而冲任之脉枯，故经闭不行也。经曰月事不来者，胞脉闭也，胞脉者属心，而络于胞中，今气上通肺，心气不得降，故月事不来。"柏子仁丸养血安神，补肝肾而益冲任，故善治经闭。余临证之际，往往以此方与陈庆林治月经闭止方合用，共效如影随形。

15．月经过期不止

陈某某，女，34 岁，医生，1977 年 11 月 17 日门诊。

患者于上月 20 日月经来潮时用冷水洗浴，浴后腹痛甚剧。翌日，腹痛虽止，却每日流血少许，若断若续，淋漓不止，为时已近匝月。余尚无不适。脉象沉细而涩，舌质正常，苔薄白。脉症合参，证属血瘀崩漏。盖因经行之际，误于冷浴，冲任之脉，因冷收缩，离经之血，瘀阻不畅，故而经水淋漓不止。

治法：活血行瘀，寓止于行。方用《金匮要略》桂枝茯苓丸合《黄帝内经》乌贼芦茹丸加味：

嫩桂枝 3 克，赤茯苓 10 克，桃仁泥 4．5 克，白芍药 6 克，粉丹皮 4．5 克，海螵蛸 10 克，茜草根 6 克，三七末 3 克（兑服）。

水煎服。

初服出血量反见增多，二剂血止。初服量多，为瘀去之征，已预料及之，曾预嘱患者毋惧，继服则血当自止。

按：凡事物皆具有两重性，不破不立，不塞不流。《金匮要略》谓："所以血不止者，其癥不去故也。当下其癥，桂枝茯苓丸主之。"说明血不止之因，系由于癥病为患，欲止其血，必先下其癥，故用桂枝茯苓丸治疗。笔者因此治疗妇女各种血证，如月经过期不止、月经闭止、产后或小产后、恶露不止等，辄用桂枝茯苓丸加味以活血行瘀，不止血而血往往自止。治验一得，仅供同道参考。

16．月经过多

蔡某某，女，27 岁，新邵新涟街，1968 年 2 月 7 日初诊。

半年来，月经量多，过期不止，色紫红有块，小腹坠胀。伴见头目眩晕，仰望或属高鸟俯瞰，如登云梯，如坐舟车，天地旋转，几欲昏仆。心烦易怒，梦寐不安。眉棱骨痛，四肢麻木，足膝酸软，皮肤瘙痒如蚁行，脘腹痞闷，愠愠欲吐，廉于饮食，形神日就萎靡。脉象沉细弦数，舌质淡红，无苔。脉症合参，证属脾阳不振，肝肾阴虚，肝阳亢盛，冲脉不固所致。

治法：滋补肝肾，健脾固冲。选用《衷中参西录》中之安冲汤加味：

生黄芪 15 克，炒白术 15 克，台党参 15 克，怀山药 18 克，生龙骨 18 克，生牡蛎 18 克，大生地 18 克，生杭芍 9 克，海螵蛸 10 克，茜草根 9 克，川续断 12 克。

2 月 12 日二诊，经水已止，小腹重坠亦除。但仍头晕，不寐，足膝无力。方既对证，毋事更辙，仍拟补益肝肾。续疏滋水清肝饮加减：

生地黄 12 克，怀山药 10 克，山茱萸 10 克，粉丹皮 6 克，云茯苓 9 克，建泽泻 6 克，全当归 10 克，白芍药 10 克，北柴胡 6 克，南大枣 3 枚，北枸杞 10 克。

服上方而愈。

按：本例因脾虚食少，气血匮乏，肝肾精血无资，形成阴虚阳盛。脾虚不能统血，肝虚不能藏血，肾虚失其封藏固蛰之本，冲脉不固，因而月经过多不止。夫脾为后天之本，水谷之海，气血生化之源。脾虚食少，运化失职，气血生化不足，反而生痰，故形瘦色萎，眉棱骨痛；脾之气血不足，肝肾因而失其所资，肝肾阴亏，肝阳相形偏盛，木摇风动，故头目眩晕，魂摇神漾，心烦易怒，多梦不寐，筋骨失养，足膝酸软；肝脾血虚，故四肢麻木，皮肤痒而如虫行。症状虽错综复杂，一言以蔽之，肝、脾、肾气血两虚而已。妇科病多属肝、脾、肾功能失调。张锡纯治妇女经病之理冲、安冲、固冲、温冲诸方，其命名皆以冲脉为主，然窥其用药又不离肝、脾、肾诸脏，以其病变虽在冲脉，而引起冲脉病变者，在肝、脾、肾等脏器。所以治肝、脾、肾，即所以治冲脉也。

17. 血崩不止

李某某，女，48 岁，1980 年 10 月 7 日门诊。

更年期，月经后期，经量过多，为时半载。此次经行旬日不止，量多如注如崩，色红有块，伴见头晕，心悸，腰疼不寐，口干喜饮，食纳尚可，大便结，小溲黄。舌质红，舌苔薄黄、脉象沉细而弦。脉症合参，证属肾阴不足，火迫血崩。

治法：滋阴清热，固肾止崩。引用傅青主老年血崩方加味：

北绵芪 15 克，怀山药 15 克，全当归 10 克，炮干姜 3 克，麦门冬 10 克，生地黄 15 克，北五味 5 克，漂白术 12 克，冬桑叶 6 克，生地榆 10 克，海螵蛸 10 克，生甘草 3 克，田三七（末）3 克（兑）。

服上方三剂，血崩如剪，诸症亦随之而痊。

按：肾主蛰，封藏之本，与冲、任攸关。肾及冲、任皆司月事。七七之年，肾气不足，任脉虚，太冲脉衰少，封藏失职，故月事愆期而量多为崩。明末清初女科名流傅青主，针对年老血崩，制加减当归补血汤，重用黄芪、当归以双补气血，三七止血，桑叶以滋肾阴而资收敛，若阴精既亏，更加白术、熟地、山药、麦冬、五味以补精阴而资巩固。立法遣药，面面周到。张锡纯曰：傅青主女科，有治老妇血崩方，试之甚效。二剂血止，四剂不再发。若觉热者，用此方宜加生地两许。余仿照上法以治老年血崩，颇收良效。古人之言，诚不我欺。

18. 肝热崩漏

戴某某，女，24 岁，新邵寺门前公社草圹大队，1973 年 1 月 20 日诊。

患者于农历壬子岁末年终时，骤病血崩如注。缘因初产甫满月，即从事挑负劳动，兼之房事不慎，遂得是病。伴见头痛寒热，胁肋少腹胀痛，为时三日。前医治疗不效，嘱其转送上级医院诊治。患者家属鉴于年终岁逼，万事滔滔，且雨雪交阻，朔风怒号，不便外出，乃深夜邀余出诊。诊得脉象弦数，舌质红，无苔。脉症合参，断为新产冲任未固，劳倦脾肾气虚，兼受外感，肝郁化火，火迫血崩。

治法：清肝止血、稍佐疏表，方用丹栀逍遥散加减：

全当归 10 克，生白芍 10 克，红柴胡 6 克，赤茯苓 10 克，漂白术 10 克，粉丹皮 9 克，黑栀子 10 克，炒地榆 10 克，炒蒲黄 5 克，五灵脂 10 克，茜草根 6 克，海螵蛸 10 克，荆芥穗 6 克，生甘草 3 克。

连服 3 剂，诸症悉已。

按：本例为新产百脉皆虚，益以劳倦伤脾，房劳损伤肝肾之阴，是犹膏油将尽，而复益之以火，血肉之躯，已属不堪；况又兼之外感，内外交攻，狼狈为奸，导致肝肾阴虚，肝火炽盛，不能藏血而反迫血妄行。正如经曰："阴虚阳搏谓之崩。"以血虚则热迫而妄行，故令暴下而为崩。故用清肝凉血，稍佐疏表，不发汗者，以产后血虚，不可发汗也。罗国纲谓"若因肝经之火，血热下行，用四物加柴芩苓术。若肝经风热而血妄行，及怒动肝火者，用加味逍遥散。"本例治法，与之恰合。

19. 脾虚崩漏（二则）

（1）

罗某某，女，40 岁，新邵龙口溪公社莲子大队，1973 年 11 月 22 日诊。

患崩漏两月，日渐加重，初则淋漓如漏，继而如注如崩，头昏心悸，身怠肢麻，饮食少思，二便自如。脉象濡缓，舌淡无苔，面色㿠白，夭然不泽。脉症合参，证属脾虚气弱，气不摄血。

治法：宜补脾益气以摄血，而血当自止。方用归脾汤合乌贼芦茹丸加炒地榆、鹿角霜：

北绵芪 10 克，潞党参 10 克，焦子术 10 克，当归头 10 克，生茯神 10 克，炙远志 3 克，海螵蛸 10 克，茜草根 9 克，炒地榆 10 克，酸枣仁 10 克，鹿角霜 10 克，炙甘草 5 克，建元肉 3 克，南珠枣 3 枚。

连服 7 剂，血止，诸症亦随之涣然冰释。

（2）

姚某某，女，40 岁，新邵酿溪新涟街，1964 年 5 月 12 日初诊。

昔年曾患崩漏，此次旧病复发半月。初，月经量多，一月再行，缠绵半月不止，卒成血崩。伴头昏、足冷，腰背四肢酸疼，精力倦怠，食欲不振，口中和，便尿可。脉沉细缓，舌质淡，无苔。面色萎黄，夭然不泽。脉症合参，证属脾虚不能统血，冲失固涩所致。

治法：补脾固冲，塞源节流。疏归脾汤合与乌贼芦茹丸加味：

北黄芪 10 克，台党参 10 克，炒白术 10 克，天茯神 10 克，酸枣仁 10 克，当归头 10 克，乌贼骨 9 克，茜草根 6 克，炮姜炭 3 克，怀山药 10 克，川续断 10 克，炒地榆 10 克，鹿角霜 10 克，炙甘草 5 克。

5 月 20 日二诊，上方连服 3 剂，旋下黑血块数枚如卵；服至 5 剂，血崩止，效不更方，续疏归脾汤原方加鹿胶再投，以资巩固。

按： 顾气血相依，气行血行，气虚血脱，势所必然。《罗氏会约医镜》曰："治此（指崩漏）者有三法：初止血，次清热，须知止血兼之清热。后补其虚。重在补气，补气乃能生血，能收敛。所以古用独参汤补气，后用四君子汤收功，补土以保肺气，职是故耳。"脾主统血，脾虚气不摄血，崩漏不已，尾闾不禁，沧海为竭。故亟宜补气固血。余遇是证辄用归脾汤或寿脾煎加减，效果历历不爽。

20. 脾肾两虚崩漏（二则）

（1）

何某某，女，35 岁，医务，邵阳地区职业病防治医院，1973 年 8 月 18 日初诊。

患者以前患习惯性流产，屡孕不育，旋经余治愈，连获三子，皆已成童。今春三月人工流产后，崩漏不止，于兹五月。初则血崩如注，继而血流淋漓，量少色黑，缠绵不愈，亡何，又复血崩。曾经刮宫两次及中西针药治疗，迄未见效。伴见低热，头昏，腰酸，少腹胀痛，灼热不适，全身疲惫，食纳不香。脉沉细涩，舌质淡红，少布白苔。四诊合参，证属脾肾俱虚，脾不统血，肾失封藏所致。

治法：固摄脾肾，调补冲任，疏张锡纯固冲汤加减：

生龙骨 5 克，生牡蛎 5 克，杭白芍 10 克，于潜术 10 克，怀山药 5 克，炒地榆 12 克，川续断 10 克，鹿角霜 10 克，海螵蛸 9 克，茜草根 6 克。

8 月 22 日二诊，上方连服 3 剂，血崩顿减，仍下少许红黄色恶露，下腹坠重，脉舌同前，此为瘀血未净，治宜祛瘀生新，寓止于行。

嫩桂枝 5 克，赤茯苓 10 克，桃仁泥 6 克，生白芍 9 克，粉丹皮 5 克，海螵蛸 9 克，旱莲草 9 克，炮干姜 2 克，茜草根 6 克，三七末 3 克（冲服）。

8 月 25 日三诊，服上方 2 剂，恶露洁净，便仍头晕，食纳不佳，下腹不适。先后用逍遥散、归脾汤加减，调补肝脾，以竟全功。

（2）

黄某某，女，22 岁，新邵严圹公社油匠大队，1970 年 2 月 10 日诊。

患者于去冬初产，房事不慎，导致崩漏，迄今月余不止。头晕心悸，腰膝酸疼，见食憎恶，精力倦怠。脉象沉细弦急，舌淡边有齿痕，无苔。脉症合参，证属脾肾双亏、冲任不固。

治法：宜先健脾补气，以期摄血固脱。方用张景岳寿脾煎加味：

台党参 10 克，焦于术 10 克，湖莲肉 10 克，怀山药 12 克，盐乌梅 5 克，当归头 10 克，酸枣仁 10 克，海螵蛸 10 克，茜草根 9 克，炮姜炭 3 克，炒地榆 10 克，炙甘草 3 克。

2月15日二诊，上方连服3剂，崩漏顿止，而腰痛未愈。治宜从肾着治，兼固冲任。

生地黄12克，怀山药12克，山萸萸10克，粉丹皮5克，白茯苓10克，建泽泻6克，菟丝子10克，绵杜仲10克，桑寄生10克。

服上方5剂，腰痛霍然而愈。

按：崩漏之发病脏器，多涉及肝、脾、肾三脏。本例二案为脾肾双亏所致。《医醇賸义》曰："虚劳内伤，不出气血两途。治气血虚者，莫重于脾肾。水为天一之元，气之根在肾；土为万物之母，血之统在脾。"又曰："孙思邈云补脾不如补肾，许叔微谓补肾不如补脾，盖两先哲深知两脏为人生之根本，有相资之功能，其说似相反，其旨实相成也。"后例先用补脾摄血，以脾为后天之本，食不入一日则气少，今患者见食憎恶，亟宜健脾进食，故先补脾而后补肾，急则治标之意。明朝方约之治崩漏提示有初中末三法，前例初用固涩冲任以止血；继用祛瘀活血，寓止于行，俾血止而瘀不留；终用调补肝脾以收功。合乎方氏治崩漏三法。固冲汤、归脾汤及寿脾煎等方为治疗崩漏良方，辨证不差，用方中肯，功效历历不爽。余用上述方剂时，往往仿张寿甫经验，往往加入茜草、海蛸，一收一行，效果较好，煞宜深思。

21. 瘀滞漏下

陈某某，女，27岁，新邵武装部，1975年3月19日门诊。

患者自动流产后，流血淋漓不止，为时匝月。血色殷红，或呈紫块，腹部时痛，肛门重坠，头晕、五心烦热，倦怠少食，口不渴而无外感见症。脉象沉细弦数，舌暗无苔。脉症合参，证属肾气亏损，冲任不固，兼夹瘀滞。

治法：调补冲任、少佐清热祛瘀。方用奇效四物汤合失笑散加减：

全当归9克，白芍药9克，正川芎5克，生地黄6克，熟地黄6克，片黄芩5克，漂白术9克，荆芥炭6克，地榆炭9克，阿胶珠9克，蕲艾叶3克，炒蒲黄6克，五灵脂9克，生甘草3克。

上方服2剂，服后血止如剪，诸症亦次第敛迹。惟遗精神短少，续用双补气血之剂收功。

按：夫胎系于肾，今自动流产，显然肾气虚弱，肾为先天之本，与冲任密切相关，未有肾虚而冲任不虚者。是以肾虚冲任不固，摄血无能；兼之瘀阻胞宫，瘀血不去，新血不得归经，因此漏下绵绵不止。用清热祛瘀、调补冲任收功。

22. 经期吐衄

肖某某，女，20 岁，新邵严圹公社严圹大队，1966 年 2 月 26 日初诊。

患者每届月经前后，则吐血鼻衄，尤以鼻衄为甚，色红量多。经前少腹胀痛，经量甚少；两胁及乳房胀痛，左乳较剧。头晕心烦，食纳不香，口干不喜饮，便秘溲黄，脉象弦数，舌红，无苔。脉症合参，证属肝热气逆，迫血上行，阳络伤而吐衄。

治法：清热平肝，顺气降逆。方用丹栀逍遥散加减：

全当归 9 克，杭白芍 10 克，细生地 10 克，红柴胡 6 克，赤茯苓 10 克，制香附 6 克，淮牛膝 10 克，黑栀子 10 克，牡丹皮 10 克，广郁金 6 克，北丹参 10 克，生甘草 3 克。

3 月 31 日二诊，头晕、少腹胀痛减轻，鼻衄未全止。仍拟清热降逆，平肝顺气。仿傅青主顺经汤法。

全当归 10 克，熟地黄 12 克，炒白芍 6 克，粉丹皮 9 克，北沙参 10 克，黑荆芥 9 克，川牛膝 10 克，白茅根 15 克，泽兰叶 9 克，生卷柏 10 克，益母草 12 克。

服上方后，衄血腹痛皆愈。

按：《医宗金鉴》谓："妇女经血逆行，上为吐血衄血及错行，下为崩漏者，皆因热甚也，伤阴络则下行为崩，伤阳络则上行为吐衄也。"《中国医学大辞典》云："经行一二日忽然腹痛吐血，甚至不下而上，竟成倒经也。此证由气不顺所致。法宜顺气以平肝，并行纳气法。"傅青主亦谓此证由于肝气之逆，治当补肾顺气。故本例终以清热平肝，顺气补肾收功。

23. 湿热带下（二则）

（1）

朱某某，女，32 岁，新邵县雀圹完小，1968 年 3 月 7 日诊。

月经愆期，带下黄白稠黏，淋漓如注，气臭难闻，历年不止。口干喜热饮，食欲不振，泛泛欲呕。头晕，精神不振，面色㿠白，脉象滑数，舌质红，黄白腻苔。脉症合参，证属脾虚气陷，湿热下注。

治法：健脾补中，清热渗湿。方用二陈汤合易黄汤加味：

法半夏9克，赤茯苓9克，陈橘皮6克，怀山药15克，芡实肉15克，漂苍术9克，建泽泻9克，白果肉9克，炒黄柏9克，车前仁9克，白莲肉15克，生甘草3克。

上方连服7剂，带下脱然如失。

按：带下多属脾气消沉，湿热下注为患。白带乃湿盛而火衰，质稀气腥；黄带为湿热蕴结，质稠，其气臭秽。本例带下黄白相间，属湿热困脾，故用清热燥湿，健脾补中之剂，应手取效。余治湿热带下，用上方加减，辄收良效，一得之愚，敢为芹献。

（2）

黄某某，女，35岁，新邵印机厂，1975年5月25日门诊。

患者白带量多，外阴起疱，灼热痛痒，尿赤，月经先期，色紫黑。舌质红，黄白腻苔，脉沉弦数。脉症合参，为肝经湿热，带脉不固。

治法：泻肝利湿，俾肝经湿热既除，诸症自然潜消，方用龙胆泻肝汤：

龙胆草5克，黑栀子9克，生黄芩9克，生地黄12克，车前仁9克，建泽泻9克，山木通9克，全当归9克，红柴胡6克，生甘草3克。

方中胆草、栀子、黄芩，其味苦寒，寒以清热，苦以燥湿；前仁、木通、泽泻淡渗利湿；归地和血凉血，柴胡疏肝而为引经。

服5剂，诸症悉已。

按：缘肝为湿热所侵，闭塞地中，不能疏土，反为土害，脾气不升，湿土之气下陷，湿热郁蒸发为白带；肝脉绕阴器，阴门疱痒，其为肝经湿热下注所致，不言而喻；肝藏血而为妇女之先天，肝经火炽，迫血下行，则月经先期色黑，自然之理。

24. 脾虚带下

李某某，女，35岁，新邵武装部家属，1975年3月19日初诊。

患者白带多而质稀，时作头昏，食欲不振，精力倦怠，脉象沉缓而弦。脉症合参，证属脾虚不运、肝气郁滞。

治法：培补脾土，佐以舒肝。用傅氏完带汤加减：

台党参 9 克，漂白术 12 克，漂苍术 12 克，正山药 15 克，酒芍药 9 克，车前仁 9 克，陈橘皮 5 克，荆芥穗 5 克，红柴胡 5 克，炒扁豆 9 克，生甘草 3 克。

3 月 26 日二诊，服上方 5 剂，白带量减。仍头昏多梦。

原方减去荆芥、柴胡。加龙骨、牡蛎、海蛸，又连服 5 剂，带下全止，诸证骤减，惟头昏未全已。投以补中益气汤加味。

按：脾土卑监不能制湿，故白带淋漓。傅青主认为："白带乃湿盛而火衰，肝郁而气弱，则脾受伤，湿土之气下陷，是以脾经不守、不能代营血而为经水，反变成白滑之物，由阴门直下，欲自禁而不可得也。"故本例用补脾疏肝获效。

25. 脾虚白带

杨某某，女，40 岁，新邵百货公司，1967 年 10 月 31 日诊。

患者脾气素弱，廉于饮食。旬日以来，下流白物，如涕如唾，不能禁止。其气腥不臭。脉象濡缓，舌质淡胖，薄白苔，面色㿠白。脉症合参，证属白带，系脾虚肝郁，湿热下注所致。

治法：补益脾胃，少佐舒肝。方用傅氏完带汤加味：

台党参 15 克，漂白术 5 克，白芍药 9 克，车前子 9 克，荆芥穗 6 克，北柴胡 6 克，陈橘皮 5 克，正山药 15 克，白扁豆 9 克，海螵蛸 9 克，生甘草 3 克。

此方升提肝木之气，则肝血不燥，不致下克脾土；补益脾土之气，则脾经不湿，不难分消水气。

上方连服 5 剂，诸症泯然无迹。

按：白带大抵属于脾虚湿胜所致。《辨证录》云："夫湿盛火衰，肝郁脾虚，则脾土受伤，湿土之气下陷，是以脾精不守，不能化为荣血，反变成白滑之物，由阴门直下，欲自禁止而不可得也。治法宜大补脾胃之气，少佐以舒肝之味，使风木不闭于地中，则地气自升腾于天上，脾气健而湿气自除，方用完带汤。"以健脾利湿，则白带自已。

26. 妊娠恶阻

邓某某，女，23 岁，新邵人民医院护士，1976 年 6 月 15 日门诊。

患者素禀气馁，薄劳则头晕恶心，倦怠不支；且肝胃不和，脘痛食少。刻下经停三月，当经停一月之际，头晕呕吐，见食憎恶，脘腹闷胀，精神倦怠，心悸，齿衄。曾先后用中药保和丸，西药维生素 K、维生素 B1、维生素 B6、乳酶生、氯丙嗪、异丙嗪、黄体酮及生理盐水滴注等，针药并进，于兹两月，病仍依然。且呕吐益剧，甚至不时呕血，行动气急，腰膝酸软，脘腹胀闷益剧，精力倦怠殊甚。脉象滑数，舌质正，无苔。脉症合参，证属妊娠恶阻。揆厥其因，系由肾虚水不涵木，肝气犯胃；兼之冲脉上逆胃府，胃失和降所致。

治法：双补气血，降逆和胃。用顺肝益气汤加减：

台党参 10 克，白茯苓 10 克，陈橘皮 6 克，全紫苏 10 克，全当归 10 克，炒白芍 10 克，西砂仁 5 克，法半夏 6 克，熟地黄 10 克，姜厚朴 6 克，青竹茹 5 克，麦门冬 6 克，炒神曲 5 克。

6 月 18 日二诊，呕吐头晕已蠲，惟仍恶心腹满，时吐白沫。仍宜理气和胃降逆：

台党参 10 克，白茯苓 10 克，陈橘皮 5 克，法半夏 6 克，西砂仁 5 克，藿香杆 6 克，漂白术 10 克，大腹皮 6 克，益智仁 6 克，炒厚朴 6 克，生甘草 3 克。

6 月 21 日三诊，诸症悉已，但精力懈怠，仍以调理脾胃收功。

按： 肾藏精，为先天之本；肝藏血，主疏泄；冲为血海，肝、肾、冲脉均与妇女经产攸关。且肝肾同源，子母相依；肝肾与冲脉息息相关，如形影相随。今妊娠精血聚于胞宫以养胎，经闭血海不泄，冲脉之气较盛，冲脉隶于阳明，其气上逆犯胃，胃失和降，痰饮壅滞，故胸闷呃逆而不食。且血聚养胎，肝失所养，肝血虚则肝阳急躁，失于条达，横逆犯胃，亦足以促使呕吐。《傅青主女科》曰："夫妇人受妊，本于肾气之旺也，肾旺是以构精，然肾一受精而成妊，则肾水生胎，不暇化润于五脏，而肝为肾之子，日食母气以舒，一日无精液之养，则肝气迫索，而肾水不能应，则肝益急，肝急则火动而逆也，肝气既逆，是以呕吐之症生焉。"精血不荣于脏腑肢体，故头晕、体倦、心悸、神疲、腰膝酸软等症丛生。治是证，傅氏顺肝益气汤最良，故用之而获效。

27. 恶阻兼胸脘痛

朱某某，女，20岁，新邵严圹公社油匠大队，1968年5月2日诊。

妊娠3月，当经停2月之际，呕吐食减，憎恶油腻；又半月，胸膈、胃脘窜痛，痞满不适。在家延医治疗，针药杂投，迄无效验。乃送我院门诊。顷下症见：头晕头痛，精神委顿，胸脘疼痛依然，呕吐不食，口渴，便秘。脉象滑数，舌质淡红，少苔。脉症合参，证属妊娠恶阻兼胸脘痛。系血燥气滞，肝胃上逆所致。

治法：理气益血，降逆止呕。疏紫苏饮子合瓜蒌薤白汤加减：

全紫苏10克，大腹皮9克，台党参10克，全当归12克，老川芎6克，陈橘皮5克，杭白芍10克，全瓜蒌12克，薤白6克，西砂仁3克，生甘草3克。

二诊，服上方3剂，痛止呕减，胸膈豁然。续用傅氏顺肝益气汤加减：

全当归10克，老川芎5克，生地黄10克，台党参10克，漂白术9克，白茯苓10克，春砂仁3克，全紫苏10克，大麦冬10克，六神曲5克。

服上方3剂，呕痛痊愈。

按：肝之经脉夹胃，子宫经脉络于胃口，冲脉隶于阳明，阳明以息息下行为顺。妊娠之后，精血聚于胞宫以养胎元，肾水滋胎，肝失所养，肝血不足，肝气迫索而上逆，又妊娠冲任上壅，气不下行，肝火挟冲任之气及痰浊之邪，上干于胃，胃虚失降，则呕吐不食，肝气横逆，则胸脘胀闷疼痛；肝火上逆，则头痛眩晕。要之"上逆之气，由肝而出"。皆由肝气上逆为主，故用顺肝益气而收功。

28. 呃逆兼恶阻

喻某某，女，26岁，新邵农业局干部，1977年5月7日门诊。

呃逆殆三月矣，脘腹痞满，嗳气不除，先后迭经某人民医院及某地区人民医院治疗，效果不显，而且日益加剧，呃逆有声，频频抽噎不止。迩来经闭四旬有奇，复添干呕，恶闻油腻，食纳不香。脉象沉弦滑数，舌质正常，薄布白苔。脉症合参，证属痰气阻逆，肺胃之气不降，故呃逆连声不已（西医诊断为膈肌痉挛）。更兼干呕，恶闻食臭者，妊娠恶阻也，狼狃为奸，胃气益逆矣。胃气以下降为顺，逆则呃逆，呕吐不食。故以和降肺胃之气是治。以旋覆代赭汤加味：

台党参 10 克，法半夏 10 克，旋覆花 10 克（包），公丁香 3 克，紫苏杆 10 克，枇杷叶 2 片（去毛），赭石 15 克，老生姜 3 片，生甘草 3 克，南红枣 3 枚。

5 月 10 日二诊，连服三剂，病延数月之呃逆，一旦顿蠲。但转增呕吐，水含入口即吐，形神怠惰。此妊娠恶阻所致，一波未平，一波又起，仍以辛通苦降为治：

台党参 6 克，法半夏 6 克，代赭石 15 克，鲜竹茹 6 克，川黄连 2 克，枇杷叶 2 片（去毛），紫苏叶 2 克，干姜 3 克。

5 月 22 日三诊，上方煎汤频频冷服连续二剂，外用铁器煤火煅红，以醋淬之，取醋服，呕吐已止，未继续服药。数日之后，又时吐涎沫，日二三次。药用芳香化湿健脾之剂，用香砂六君子汤收功。

按：相传赭石、半夏坠胎，今合用而无害，"有故无陨，亦无陨也"。不必拘泥。

29. 坠胎

何某某，女，23 岁，邵阳专区疗养院，1964 年 5 月 10 日初诊。

曾怀孕三胎，皆坠于孕后三月左右。今四次受孕，已二月余，头昏不食，腰腹胀痛，漏红欲坠，经在本院治疗不效，转余诊。脉象沉弱，舌质淡，薄白苔，脉症合参，证属气血虚弱，肾气不固。

治法：补肾固冲，益气养血。用景岳泰山磐石饮加味：

炙黄芪 9 克，台党参 9 克，漂白术 9 克，当归身 9 克，熟地黄 9 克，正川芎 5 克，白芍药 9 克，西砂仁 3 克，川续断 9 克，子黄芩 5 克，炙甘草 5 克，阿胶珠 6 克，全紫苏 6 克，糯米 1 撮。

5 月 5 日二诊，服前方漏红已剪，腰腹痛减。续用千金保孕丸、张氏寿胎丸及陈氏所以载丸合方化裁：

怀山药 12 克，绵杜仲 9 克，川续断 9 克，菟丝子 9 克，桑寄生 9 克，阿胶珠 6 克，台党参 9 克，漂白术 9 克。

服上方后，至期正产，喜得震索。后连生三子，俱已成童。

按：胞脉系于肾，肾虚则冲任不固，胎失所养，因而腰腹胀痛，漏红

欲坠。故惯患坠胎者，应以补肾是务。《女科要旨》曰："扁鹊谓命门为男子藏精，女子系胞之所。胎孕系于命门，命门之火，即是元气，以此养胎，故有日长之势。…… 惟用大补大温之剂，令子宫常得暖气，则胎自日长而有成。"愚意气血不足，命门火衰者，固宜大补大温，若火旺而肾阴虚者，又当别论，不宜刻舟求剑，胶柱鼓瑟。

30. 死胎不下

林某某，女，23岁，新邵人民医院，1969年5月10日诊。

妊娠三月余，少腹胀满，阵发性剧痛，不时下脓血，脓血下后，腹胀痛减轻，为时数日。脉象沉涩，舌质暗红，舌苔白黄，体温39℃。脉症合参，断为胎死腹中。

治法：活血祛瘀，以下死胎。用桂枝茯苓丸合佛手散加香附：

桂枝尖6克，赤茯苓9克，粉丹皮6克，桃仁泥6克，赤芍药9克，全当归15克，正川芎6克，香附子9克。

煎服1剂，下脓血量多，2剂死胎即下，手足可辨。

按：胎死则为废物，阻滞气血运行，故腹胀痛。瘀郁化热成脓，故体温升高而下脓血。治宜活血行气为主，故用桂枝茯苓丸合佛手加香附，应手取效。

31. 产后外感

何某某，女，24岁，新邵寺门前公社混家冲，1967年7月2日诊。

患者于夏末秋初，震一索而得男。产后，母子平安。照料半月后，偶因家务与其夫发生口角，执性从事劳动：操井臼，察鸡豚，褥中失于调摄，因罹外感。症见：头痛腹疼，发热喘咳，自汗口渴，下血淋漓。脉象浮大而芤，舌质淡，苔白。脉症合参，证属产后血虚，因劳外感。

治法：解表祛邪，活血化瘀。用生化汤加味以消之：

全当归12克，老川芎6克，桃仁泥6克，炮干姜3克，滑石块12克，山楂炭12克，荆芥穗9克，红砂糖30克，炙甘草3克。

7月4日二诊，服前药病势稍杀。续用《金匮》竹叶汤：

淡竹叶6克，粉葛根9克，北防风6克，芽桔梗5克，桂枝尖6克，炮附片5克，台党参9克，生甘草3克，老生姜3片，南大枣5枚。

方中竹叶、葛根、桂枝、防风、桔梗解在外之风热，党参、附片固阳气之虚脱，甘草、姜、枣调和营卫。具有扶正祛邪、表里兼治之效。为产后而兼外感，头痛发热之主方。

服上方即愈。

按：本例症见发热，自汗，口渴，脉大而芤，证似白虎，而实非白虎，若以白虎汤治之，则祸不旋踵。产后邪实正虚，治法与一般血虚发热或外感发热不同，不能专事补虚而益其邪，否则反令表证不解；亦不能徒用攻表而伤其正，否则浮阳易脱。竹叶汤治"产后中风，发热，面正赤，喘而头痛"。功能扶正祛邪，恰为本病正治之方。

32. 产后恶露不止（二则）

（1）

杨某某，女，30 岁，涟源锻造厂工人。1979 年 4 月 1 日诊。

患者产后时经两月，仍恶露淋漓不止，若断若续，稍事劳动，则血量增多，血色殷红，余无痛楚。脉象沉涩，舌质正常，无苔，脉症细参，证属瘀阻胞宫，血不归经。此证虽少瘀血见症，揣摩有素，凡恶露淋漓不止，若断若续者，大抵为瘀阻之证，此为一得之愚。

治法：活血化瘀、寓止于行。疏桂枝茯苓丸加味：

嫩桂枝 6 克，赤茯苓 10 克，桃仁泥 10 克，牡丹皮 6 克，炮干姜 2 克，海螵蛸 10 克，赤芍药 6 克，茜草根 6 克，益母草 15 克，三七末 3 克（兑）。

水煎服，1 剂血止如剪，3 剂痊愈。续用寿脾煎加减，以资补脾摄血。

按：凡事物皆具有双重性，不破不立，不塞不流。《金匮要略》云："所以血不止者，其癥症不去故也，当下其癥，桂枝茯苓丸主之。"余师《金匮要略》旨意，取功能活血化瘀，消散癥块之桂枝茯苓丸加味以治之，辄获良效。

（2）

刘某某，女，29 岁，某某医院护士，1962 年 3 月 12 日诊。

产后 10 余天，恶露缠绵不止，色暗红，气腥臭。头目眩晕，足面浮肿，腰腹胀痛，足膝酸软，经针药、清宫治疗，血终不止。乃求中医治疗。诊得脉象沉涩，舌质暗，无苔。脉症合参，证属产后恶露不止。窃思尾涧不禁，沧海为竭。产后百脉空虚，冲任不足，肝肾俱虚固然。然而舌暗，脉涩，腰酸胀痛，不无瘀阻，此为虚中夹实。

治法：活血化瘀，寓止于行。疏桂枝茯苓丸合四乌贼骨一芦茹丸加味：

嫩桂枝 6 克，赤茯苓 9 克，桃仁泥 9 克，白芍药 9 克，粉丹皮 6 克，乌贼骨 9 克，茜草根 6 克，败酱草 12 克，益母草 12 克，三七末 3 克（兑服）。

3 月 15 日二诊，上方连服 3 剂，初服恶露益多，再服顿减。按方用《景岳新方》寿脾煎合桂枝茯苓丸加地榆，补泻兼施：

台党参 9 克，漂白术 9 克，白莲肉 9 克，怀山药 9 克，全当归 9 克，嫩桂枝 6 克，粉丹皮 6 克，白芍药 9 克，桃仁泥 6 克，云茯苓 9 克，炮干姜 3 克，炒地榆 6 克，酸枣仁 9 克，生甘草 3 克。

连服 5 剂，恶露如剪。

按：本例用桂枝茯苓丸加味，活血祛瘀，竟能止血者何也？盖事物皆具两重性，瘀不去则新不生，此即寓止于行，先破后立之义。唐容川谓："审系瘀血不补，而血不止者，血府逐瘀汤主之。"即是此意。

33. 产后腹胀满

刘某某，女，24 岁，农妇，新邵寺门公社，1975 年 10 月 30 日门诊。

产后 6 天，恶露极少。产后翌日，即脐腹胀痛，二便涩结，不饮不食，腹痛则自汗溅溅。曾在某医院住院治疗三天，病不见减，且腹胀逐渐加重。医者深感棘手，嘱其连转上级医院手术治疗，刻不容缓。患者及其家属苦于汲长绠短，经济无着，闻讯之余，手足无措，惶遽前来央求中药治疗。意在背城借一，孤注一掷，安危祸福，非所逆覩。脉象沉涩短数，舌质淡红，无苔。面色苍黄，表情痛苦，愁容可掬。下腹胀满，宫底平脐，右腹胀满尤甚，触之坚硬。脉症体征合参，证属气滞血瘀水蓄为患，下焦壅塞不通。盖腹胀而痛，恶露不行，为胞宫血瘀气滞征；小便短涩，为气化不行，膀胱水蓄之象；大便不畅，为血虚气滞，大肠传导失职所致。夫下焦病变，在脏为肝肾，在腑为膀胱、胞宫、大肠。冲为血海，任主胞胎。冲任属于八脉，八脉系于肝肾，产后气血损伤，冲任虚衰，肝肾亏损。肝藏血，主疏泄，肝虚疏泄无能，气机不畅，营血凝滞，则脐腹胀满；肾主水，主开阖，司二便，与膀胱相表里。"膀胱者，州都之官，津液藏焉，气化则能出矣。"肾阳不足，不能温煦膀胱，则气化失职，故小便不利，因而小腹胀满疼痛，所谓"关门不利，聚水而从其类"是也；仲景谓产后有三病，大便难系居其一。此因产后血液虚，大肠失其濡润故也，故大便虽与肾司二便攸关，然与血虚失其濡润却不无影响。大便闭结，变化不出，亦令腹胀有加。基于上述，气滞、血瘀、水蓄三者交相为患，病邪充斥，狼狈为奸，焉得不脐腹胀痛。细思冲任虚衰，气血不足为病因；肝肾失职导致气滞、血瘀、水蓄为病机；脐腹胀痛，二便不畅等为征象。病本属虚，虚而留邪，则病又为实。

治法：是病为本虚标实。缓则治本，急则治标，古法昭然具在。今此病脐腹胀痛，病在垂危，为今之计，急宜仿"通可去滞"，"泄可去闭"法，活血祛瘀，理气通便以推陈出新。

方用生化汤加味：

全当归 12 克，桃仁泥 4.5 克，泽兰叶 9 克，老川芎 6 克，炮干姜 2 克，赤芍药 6 克，香附子 3 克，山木通 5 克，山楂炭 9 克，京三棱 6 克，蓬莪术 6 克，活大黄 6 克，陈枳壳 4.5 克，炙甘草 3 克。

11 月 4 日二诊，服前方三剂，大便通畅，曾下少量瘀血，腹胀腹痛顿减。药既中病，效不便方，仍宗原意，用桂枝茯苓丸加减：

嫩桂枝 6 克，赤茯苓 9 克，桃仁泥 6 克，活大黄 6 克，香附子 6 克，山楂炭 12 克，粉丹皮 6 克，生土鳖 9 克，淮牛膝 6 克，蓬莪术 6 克，生甘草 3 克。

服上方，小便如注，恶露续下，脐腹胀痛皆已，挽狂澜于既倒，出险履夷，喜占勿药，亦云险矣。

按：《金匮要略》云："妇人少腹满如敦状，小便微难而不渴，生后者，此为水与血俱结在血室也，大黄甘遂汤主之。"本例产后腹满，恶露不行，为胞宫血瘀之征；腹满而小便短涩，乃膀胱水蓄之象。然而水气同源，气血相依，未有水与血俱结而气不滞者，故诊断为血瘀、水蓄、气滞。疏方先后用生化汤，桂枝茯苓丸加味，遣药始终寓祛瘀、利水、理气。故能指顾间取得满意疗效，化险为夷。

34. 产后小便淋漓

何某某，女，30岁，新邵严圹公社陡岑大队，1968年7月2日诊。

产后，小便频数、涩痛、淋漓不止，时经匝月，余无不适。脉象芤细，舌质淡，无苔，面色夭然不泽。脉症合参，证属气血虚弱所致。

治法：补益气血，以利收涩。方用《傅青主女科》中之完胞饮加蚕茧：

台党参5克，炒白术18克，云茯苓9克，生黄芪15克，活当归10克，老川芎5克，白芨末5克，生红花3克，益母草9克，桃仁泥5克，蚕丝茧3个烧存性，兑服。

猪胞一个，先煎汤，取汤煎药。

二诊，上方服3剂，小便淋漓顿减。惟不时下血少许。

原方加茜草6克，炒地榆9克，续服3剂，其病遂瘳。

按：傅青主谓产后小便淋漓不止，为胞宫损伤所致。宜大补气血，则精神大长，气血再造，其病自愈。余意产后气血大虚，气不摄津，故而淋漓不止，非尽因胞宫损伤所致。

35. 乳汁不通

肖某某，女，30岁，新邵县酿溪学校教师，1975年6月10日初诊。

患者从事体育工作，身素健壮。四年前初产后，体渐羸弱，驯至弱不禁风，时值盛暑，犹须重被叠褥，其气血之怯弱，端倪毕露。今年四月二产，恶露断续不绝垂三十余日。患者之爱人亦业医，用补中益气汤加炒艾叶、鹿角霜，恶露即止，而乳汁遂点滴不通，乃邀余诊。余因俗务螺集，未临亲诊，就其爱人所诉分析，臆度为肝气郁结，嘱其用逍遥散加川芎、白芷、甲珠、漏芦无效。

11月11日二诊，脉象沉细弱，舌质淡红，无苔。脉症合参，证属气血双亏，乳化无源。

治法：双补气血，佐以通乳。方用彭静山下乳添浆汤：

北黄芪30克，当归身30克，正川芎6克，酒杭菊10克，漏芦10克，山甲珠12克，天花粉10克，留行子10克，白通草5克，淮木通10克。

用猪蹄一对，加水煮烂，取汤去浮油，煎药取下，盖被取汗。服上方一帖，翌日，乳汁发，涌出如泉，其夫欣然相告，如释重负。

按：窃思艾叶、鹿角霜皆有收敛止血作用，乳化于血，血止而乳亦不行。傅青主谓乳汁不通，有由于肝气之郁结者，敛者散之，故采用舒疏肝气之法，嘱其用逍遥散加味，二剂不效。复夹余亲诊，脉见沉细而弱，舌淡无苔，筹思半晌，恍然有悟：缘患者气血素亏，无血不能生乳汁，无气亦不能生乳汁。盖乳汁化于血，犹赖气以运行。先贤谓"血者水谷之精气也，和调于五脏，洒陈于六腑，妇人则上为乳汁，下为月水"。今素体气血不足，产后百脉空虚，又复恶露匝月有余，其气衰血少可现，而欲强求通乳，不啻向饥人而乞食、贫人而索金，其可得乎！遂用下乳添浆汤而获臂指相使之效。下乳添浆汤自注云："治产后乳汁不足，未满一月者，服之极效。"果非虚语。

36. 乳痈（三则）

（1）

曾某某，女，22岁，新邵酿溪镇栗山大队，1965年5月21日诊。

患者正值哺乳期，突起左乳肿痛，乳房内有硬块。全身发热恶寒，头痛，口渴，不食4天，经前医治疗，病不见减，转就我处门诊。脉象弦数，舌红少苔。脉症合参，证属乳痈，系肝胃毒热，血气壅滞所致。

治法：疏泄肝气，清泻胃热，佐以通乳散结。仿陈修园《女科要旨》治乳痈法，用人参败毒散加味：

荆芥穗9克，北防风9克，土茯苓15克，炒枳壳6克，苦桔梗6克，北柴胡9克，信前胡9克，香独活9克，正川芎6克，川羌活6克，蒲公英30克（后入煎），金银花15克，全瓜蒌15克，明乳香6克，生甘草3克，薄荷叶3克。

外用朴硝90克，布袋装好敷患处。

上药连服3剂，其病霍然。

（2）

苏某某，女，30岁，新邵皮鞋厂，1963年11月25日诊。

左乳房红肿疼痛，皮肤灼热，内有硬块，头痛，恶寒发热，卧床不起，口渴喜饮，食纳不香。脉象弦数，舌红，薄黄苔。脉症合参，证属乳痈，系肝胃热毒，气血壅滞所致。

治法：疏肝泄胃，通乳散结。用荆防败毒散加味：

荆芥穗9克，北防风9克，赤茯苓12克，炒枳壳6克，苦桔梗6克，北柴胡9克，川羌活6克，正川芎6克，北连翘12克，金银花12克，香白芷9克，夏枯草9克，皂角刺6克，鲜蒲公英60克（捣汁兑服）。

配合青霉素注射。

上方连服3剂，诸症悉已。

按：本病主要由乳络不通，乳汁淤积，火毒入侵，与乳积互结于肝胃二经，致肝气郁结，胃热壅滞而成。经云：乳头属足厥阴肝经，乳房属足阳明胃经。治法宜疏肝气，清胃热，同时注意通乳散结。用人参败毒散加味，颇见速效，洵千金不易良方。余曾用之以治愈多例。若乳痈已溃者，可用松香、猪油、牡蛎捣成末，外敷。

（3）

欧阳某某，女，32岁，新邵农具机械厂，1973年11月26日初诊。

产后数月，三日前，病左乳房坚硬，红肿疼痛，乳头皲裂，伴全身寒热，口渴，食纳不香。脉象弦数，舌质正，无苔。脉症合参，证属乳痈。系乳汁积滞，肝胃毒热炽盛。

治法：清热解毒，消滞散结。用张士舜治急性乳腺炎方，见《新医药学杂志》1973年10期：

金银花30克，蒲公英30克，北连翘15克，王不留行12克，漏芦9克，路路通9克，淮木通3克，白通草3克，苦桔梗3克，香白芷3克，生甘草3克。

5月25日二诊，上方连服3剂，乳房坚块与肿痛皆大减。续用原方加减，略佐平肝，软坚之品而愈。

按：此方经验证明有效。

三、小儿科

1. 暑风

邓某某，男，15 岁，1965 年 8 月 2 日因高热抽搐而住院。

患儿高热、抽搐，项背强直已数日，在某医院住院，巴宾斯基征及凯尔尼格征均为阳性。诊断为乙型脑炎，治疗不效，该院通知病危出院。于 8 月 2 日转来我院住院。症见神志昏迷，手足抽搐不止，项背强直，口渴不食，便秘，尿赤。脉象细数，舌质红绛，少苔。体温 40℃，胸腹灼热，呈急性痛苦病容。脉症合参，证属暑风，气血两燔。

治法：清热息风，清心通窍。仿清瘟败毒饮法化裁：

龙胆草 3 克，大寸冬 6 克，钩藤勾 9 克，淡竹叶 3 克，生石膏 30 克，炙僵蚕 3 克，全蝎 2 克，云黄连 2 克（磨兑），犀牛角 3 克（磨兑）。另用回春丸一颗间服，外用卧地敷泥法，项后放血。

8 月 3 日二诊，抽搐稍减，体温下降至 38.9℃，余均如旧。

龙胆草 3 克，羚羊角 3 克，全蝎尾 2 克，炙僵蚕 3 克，川贝母 3 克，生石膏 24 克，山栀子 6 克，川黄连 2 克，生蜈蚣 1 条，麦门冬 6 克，薄荷叶 2 克。仍间服回春丸。

8 月 4 日三诊，抽搐已止，神志清醒，言语呼吸正常，惟小便短涩，体温 37.6℃。原方再投。

8 月 5 日四诊，小便仍不畅，余均正常。导赤散加味：生地黄 6 克，山木通 3 克，淡竹叶 3 克，甘草梢 3 克，麦门冬 6 克，天花粉 3 克，金银花 6 克。

外用按摩小腹，以助尿通。后未更方。饮食调养数日而出院。未见后遗症。

按：小儿回春丸，止痉散以镇痉，卧地敷泥以退热，多次实践经验，有一定疗效，为治疗小儿急惊良方。

2. 小儿暑热证

黄某某，男，2岁，新邵沙湾，1967年7月15日诊。

患儿于夏秋之交，病发热持续不退半月，日重夜轻，口渴无度，小便量多不禁，烦躁不安，倦怠嗜卧，食纳减退，泄泻腹满，肌肉消瘦。指纹青紫，脉象浮数，舌质红，苔黄。脉症合参，证属暑热熏蒸，肺胃阴亏。

治法：清热祛暑，养阴生津。

玉竹参6克，粉葛根6克，麦门冬5克，云黄连1克，天花粉3克，生石膏9克，银柴胡3克，鲜芦根5克，鸡内金2克，川厚朴2克，六神曲3克，生甘草2克。

上方连服3剂而愈。

按：小儿脏腑娇嫩，稚阴稚阳之体，气血未充，不耐暑热三邪侵袭；暑热熏蒸，肺胃阴亏，肺主皮毛，司腠理之开合，肺受暑热郁阻调节功能失常，则毛窍闭塞，邪热难于外泄，故发热无汗；暑热内蕴阳明，耗伤气阴，气虚不能摄水，水液下趋，故小便频数量多；津伤欲饮水自救，则口渴多饮。诚能祛除暑热，恢复肺胃阴津，则诸症不治自已。

3. 食积发热

曾某，女，2岁，本院，1980年11月28日门诊。

小儿食不知节，日前因食狗肉过量，今病低热腹满，口渴不食。舌苔薄黄，指纹青红。证属食积伤脾，脾不健运，郁积化热。

治法：健脾消食，佐以清热，消补兼施，方用肥儿丸化裁：

明党参6克，焦白术5克，山楂炭5克，白茯苓5克，春砂仁2克，六神曲5克，胡黄连3克，川黄连2克，炒青皮3克，生甘草2克。

水煎服，三剂热除，食纳正常。

按："饮食自信，肠胃乃伤。"况小儿乃稚阴稚阳之体，脾胃脆弱，尤易于伤食损脾，故陈修园对小儿病揭示："阴阳证，二太擒。"洵为发千古之秘。所谓"二太擒"者，即言外感独取太阳、内伤独取太阴。余意内伤太阴脾证，又与消外兼施，因食积伤脾，脾虚不运，郁积化热，故一则宜

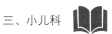

补益脾气，一则宜消食清热，根据上述义理，以健脾、消食、清热为余历年以来治疗小儿脾胃病之主要方法，基本代表方为：枳术丸、肥儿丸、枳实消痞丸等。

4. 小儿阴虚发热

宋某某，男，1岁，新邵广播局，1976年门诊。

患儿先天夙弱，常婴疾病。月前反复感冒发热，咳嗽，愚用桑菊饮加减辄已。近日又病入夜发热，汗出，口渴。患儿之母捡桑菊饮原方与服，不效，转来就诊。愚诊毕曰："曩者发热，口渴，热无歇止，证属感冒，乃邪正斗争所致；今见其指纹红紫，舌红无苔，入夜发热，乃阴阳失调之过。二者大相径庭，乌能同日而语。"

治法：清热滋阴。乃疏清骨散加白芍，乌梅：

软秦艽2克，胡黄连2克，炙鳖甲4克，青蒿3克，肥知母2克，地骨皮4克，生白芍3克，盐乌梅1枚，生甘草2克，银柴胡2克。

水煎服，二剂而瘳。

按：小儿稚阴稚阳之体，易虚易实。感冒之后，热伤阴液，夜则阳入于阴，阴虚阳凑，营阴煎迫，故发热汗出而在夜，所谓"阴虚生内热"是也。余临床多年以还，凡遇此等证候，辄用清骨散加减以治之，屡奏奇效，所愈甚多，一得之愚，殷勤芹献。

5. 婴儿虚喘

陈某某，男，一个月，新邵高桥公社。

患儿以咳嗽，气促，昏迷两天前来就诊。因病情严重，于1978年3月2日上午入院。

二天前患儿突然不思吮乳，精神萎靡，神志不清，脸色苍白，口唇发绀，咳嗽气促，昏迷不醒。

查：体温不升，心率150次/分钟。

口唇青紫，鼻翼扇动，两侧瞳孔散大，四肢颜面冰冷，肢端发绀，肺部听诊有细小湿性啰音，呼吸音增粗，以右下肺为甚。

血象检查：白细胞16000个/立方毫米。

诊断：新生儿中毒性肺炎。

曾用青霉素、链霉素、四环素、葡萄糖、葡萄糖盐水、间羟胺、维生素 C 等药，为时三天，未见好转。

3 月 4 日下午邀余会诊，症见精神萎靡，呼吸不整，出现潮式呼吸，体温仍不见上升。指纹沉伏不显，脉象沉伏不能应指。四肢颜面厥冷，口唇发绀，面色苍白，一派阴寒弥漫之征，证属肾阳不振，风寒外束。

治法；散寒温肾，以期厥回。径疏仲景麻黄附子细辛汤加味：

麻黄茸 3 克，黑附子 3 克，北细辛 1 克，通草 1 克。

上四味煎水频服。同时用百分之五的苏打水 40mL 静注。不到一小时，体温上升到 36.8℃，双侧瞳孔对光反射正常，逐渐神志清醒，呼吸均匀，面色口唇红润，四肢厥回。原方加减调理，于 3 月 7 日痊愈出院。

麻黄与细辛、附子合用则发表而兼温经，细辛，附子为温经振奋药，能兴奋细胞机能，促进体温。且细辛不但引药入肾，其自身更可激发肾阳，有利于驱逐寒浊之邪。通草宣通肺气，麻黄散表寒，又能降肺气而定喘咳。综观全方具有发表温经，通阳利气之功效。

按：肾属水而中藏命火，主纳肺气。肾脏命门之火衰微，不能温煦脏腑四肢，则体温不足，肢冷脉伏；肾虚不纳肺气，肺肾不交，故喘咳气急。肺主气，外合皮毛，又主宣降。肺为外寒所束，宣降失职，无以温养皮毛，亦令喘咳肢冷。

蒲辅周氏谓："对于炎症的概念，不能单纯理解为两个火字。"此例虽属肺炎，辨证属寒邪束肺，肾阳不足。治疗宜散寒温肾，选用麻黄附子细辛汤加味，药证吻合，故一剂之投，取得捷效。可见经方结构严谨，能挽回生命于无何有之乡。

6. 小儿腹痛（二则）

（1）

何某某，男，1 月，新邵兵役局，1964 年春诊。

婴孩呱呱坠地后仅十余日，日夜啼哭，不乳，其母褓裸前来央余诊治。指纹面色皆露青色，腹脐胀满，压之哭益急。断为气滞腹痛。

治法：理气止痛。

广木香 3 克，炒枳壳 6 克，生白芍 6 克，生甘草 3 克。

水煎频频喂之，一帖遂愈。

（2）

刘某某，男，1岁半，新邵土桥公社白马冲，1966年10月28日门诊。

曩者因肺热喘咳，经愚治愈，昨日突然啼哭不休，撩乱不安，其母复怀抱求治于愚。观患儿呈急性面容，发热咳嗽，指纹青红，腹部膨满，按之哭叫益甚。乃断为气滞腹痛。

治法：理气缓急，以期痛止。

炒白芍6克，炒枳壳6克，广木香3克，紫苏叶2克，陈橘皮3克，北细辛1克，苦桔梗3克，生甘草3克。

水煎服，一剂即安，热除嗽减。

按：小儿啼哭，多为腹痛所致，愚临床经验，用木香、枳壳取效者，屡见不鲜。古云："痛则不通，通则不痛。"木香、枳壳苦降辛通之品，能理气散结，即通则不痛矣。芍药甘草汤缓急止痛乃治腹痛验方，加入尤良。例（1）即用芍药甘草汤加木香、枳壳而获捷效，药味因平淡而少，取效却不寻常，颇能以少许而胜多许。例（2）因其兼有外感咳嗽，故加苏陈细桔宣疏肺卫。

7. 小儿泄泻

曾某，男，5月，1979年9月8日门诊。

泄泻三天，日泻六七次。大便色黄有泡沫，小便短赤。T：38℃，指纹红紫，舌质红，无苔。症状指纹合参，证属湿热泄泻。系因乳食不节，脾气受损，湿热蕴积，清浊分泌失职所致。

治法：健脾消食，清热利湿，标本兼顾。用葛根芩连汤合五苓散化裁：

煨葛根5克，川黄连2克，山楂炭5克，六神曲3克，焦白术5克，建泽泻3克，赤茯苓5克，车前仁5克（包），灶心土10克（包）。

方用葛根、黄连以清热，山楂、神曲以消乳食，治泻须利小便，故用白术、前仁、苓、泽以健脾利湿。

服上方一剂而安。

按：《内经》云："湿胜则濡泄。"《指掌》云："脾土受湿，不能渗化，致伤命门元气，不能分别水谷，并入大肠而泄泻。"可见泄泻虽有寒热轻重之别，总属脾虚湿困，土气不伸。《婴童百问》引汤氏之言曰："小儿热泻者，大便黄而赤，或有沫，乃脏中有积，或因乳母好饮酒，或嗜热物，或生下伤湿蕴热。"本例大便黄而有沫，小溲短赤，显系湿热。基于前述，以健脾消食，清热利湿是治，一匕之投，收立竿见影之效果。

8. 痰火急惊

赵某某，男，5月，新邵新田铺，1966年5月2日诊。

两日来壮热不止，喘咳气促，痰涎壅盛，口渴不乳，呈苦笑状，今晨猝然手足抽掣搐搦，牙关紧闭，角弓反张，目睛上窜，人事不省。指纹青紫，直射气关，脉象急数，舌红黄苔。指纹症状合参，证属急惊风。系心肝火炽，风痰肆逆所致。

治法：降火熄风，豁痰镇逆。

羚羊角15克（磨兑服），川黄连1.5克，钩藤钩6克，北连翘6克，川贝母5克，全蝎尾5条，套胆星3克，制僵蚕5克，生石膏12克，石决明16克，天竺黄5克。

回春丸1粒冲服。

服上方后，惊走热减。但余热未除，续用清热化痰之剂而愈。

按：《易经》谓"风自火生"。婴童急惊多因火热炽盛而致，《幼科发挥》云："热甚发搐"，《证治准绳》谓急惊由内挟实热，外感风邪，《寓意草》认为童幼肌肉筋骨，脏腑血脉，俱未充长，阳则有余，阴则不足，故身内易至发热，热盛则生痰、生风、生惊。以上各家论风由热生，如出一辙。盖火热刑金、木寡于制，形成反侮亢害之局，所谓："诸风掉眩，皆属于肝。"治法宜实则泻其子，即《难经·七十五难》谓"经言东方实，西方虚，泻南方，补北方"之义。

9. 脾疳

黄某某，女，2岁，新邵高桥公社新圹冲，1973年9月8日门诊。

腹胀不食，口渴无度，嗜食酸咸辛辣食物已3月，面黄肌瘦，发疏直指，心烦易怒，尿青，便溏，常臭秽。指纹青紫，舌红，少苔。指纹症状两参，证属脾疳。系脾虚食积，郁积化热所致。

治法：健脾消食，化积清热。用肥儿丸化裁：

明党参6克，焦白术5克，云茯苓6克，杭青皮3克，春砂仁2克，山楂炭 5 克，生麦芽 5 克，六神曲 5 克，使君肉 6 克，尖槟榔 5 克，川黄连 2 克，胡黄连 2 克，炒栀子 3 克，鸡内金 3 克，生甘草 3 克。

上方连服 4 剂，食纳已开，诸症逐渐自已。

按： 小儿疳积，系脾虚食积，积久化热所致。治宜健脾消食，化积清热，补泻兼施。余临证数十年，凡遇疳积，采取一消一补，用上述肥儿丸加减，往往能获捷效。

10. 小儿脾疳

谢某某，男，5 岁，新邵幼儿园，1959 年 6 月 21 日诊。

病已两月。初，泄泻，尿赤，食欲不振，口渴喜饮，继则泄泻如米泔，臭秽异常，烦渴无度，驯至烦躁易怒，形体消瘦。指纹红紫，直冲气关，舌红少苔。症状指纹合参，证属脾疳。系脾虚食积，郁久化热。

治法：健脾消食，清热止泻。方用四君子汤加味：

明党参 6 克，漂白术 6 克，白茯苓 6 克，川黄连 1.5 克，肥乌梅 3 克，陈橘皮 1.5 克，炒栀子 3 克，山楂炭 5 克，六神曲 5 克，生甘草 1.5 克。

6 月 25 日二诊，服上方 3 剂，口渴，泄泻减轻。方既对证，无须更辙，仍用健脾止泻，清热生津。

明党参 6 克，焦白术 6 克，白茯苓 6 克，粉葛根 6 克，青木香 3 克，肥乌梅 3 克，石榴皮 5 克，生甘草 1.5 克。

上方连服 3 剂，诸症杳然潜消。

按： 余遇小儿泄泻，口渴等症，多用四君加黄连、山栀、乌梅、神曲等品，辄收良效。回忆昔年，余未在家，余女笑波、灿然姊妹，同时于盛夏病泄泻，口渴，心烦，彻夜不眠，瘦骨嶙峋，几濒于危急促。余归皆用异功散加黄连、栀子、白芍、乌梅、干葛、木香、使君子、石榴皮等味，出入加减，以健脾驱虫，清热生津而获痊愈，今皆绿叶成荫，儿女成行。回首往事，不胜今昔之慨。

11. 疳积上目

回忆新中国成立前，治刘姓小孩，年甫三岁，一病缠绵半载。其病由轻转重：初则心烦易怒，口渴不食，偏嗜香辛辣食物；继而面黄肌瘦，瘦骨嶙峋，腹部膨胀，青筋暴露，四肢浮肿，声哑咽干，泄泻频仍，粪便秽臭异常，小便清长。兼见眼睑不时眨动，畏光羞明，眼胞下垂，终日目闭不开。至黑睛满布云翳，殆将失明（角膜软化症）。舌质红，无苔，脉数，指纹青红。四诊合参，证属疳积上目。系由食积脾虚，郁积化热，肝火炽盛，煎灼津液所致。

治法：健脾消食，清肝泄热。疏肥儿丸加减：

台党参5克，漂白术5克，云茯苓5克，胡黄连3克，云黄连2克，龙胆草2克，密蒙花3克，川木贼3克，使君肉5克，焦三仙各3克，生甘草2克。

上方连服5剂，诸症骤减，继用小儿疳积散：

石燕刮去尘土，炭火煅，淬七次，川木贼去节，炒，石斛制法同石燕，蚊蛤炒花椒，雷丸去黑皮，白蒺藜炒，去节刺，君肉去壳。

以上七味各重30克，研细过绢，用药末3克至6克左右，加于猪肝肉（鸡肝尤良）蒸服。忌食盐及香辣食物。

上药为一料。一料尚未服完，诸症悉愈，目睛云翳消失，得以重见光明。今患者健在，已"绿叶成荫子满枝"矣。

按： 小儿疳积大都由脾虚食积，郁热生虫所致。《金鉴》谓："缘所禀云气血虚弱，脏腑娇嫩，易于受伤，或因乳食过饱，或因肥甘无节，停滞中脘，传化迟滞，肠胃渐伤，则生积热，热盛成疳，则消耗气血，煎灼津液。"故治疗自宜健脾消积，清热平肝。窃思一通一补，是治疗本病大法。如成方以全蝎三钱，去毒烘干为末，每用精牛肉四两，作肉团数枚，加蝎末少许，蒸熟令儿逐日食之，以蝎末完为度。又方用大枣百十枚去核，象核之大小，实以生军，丐裹煨熟，捣为丸如枣核大，每服七丸，日再服。上二方一通一补，润而不燥。推之治脾疳之"肥儿丸"，四君、二连、三仙同用，亦不外消补兼施。诚能明此，治疳之法，思过半矣。

12. 小儿缩阴

孙某某，男，47天，新邵酿溪镇，1976年3月16日门诊。

患儿之家属代诉：发作性阴茎内缩，日三四次，已两天。阴茎龟缩时，剧烈啼哭（多因剧痛所致），不热，不渴。指纹色青，舌质淡红，薄白苔。窃思缩阴证分寒热两型。此病不热不渴，指纹色青，舌淡苔白，证属三阴寒证。

治法：回阳散寒，方用回阳救急汤内服；外用葱捣饼罨脐热熨。

台党参3克，漂白术3克，云茯苓3克，陈橘皮2克，法半夏2克，上肉桂1.5克，黑附片1.5克，北干姜1.5克，北五味1克，炙甘草1克，老生姜1片。

水煎服。临服时加麝香0.1克，冲服。

服上方一剂，其病遂愈。回忆昔年有徐姓小儿缩阴与本例证型相同，亦用本方而愈。

按：吴汉山云："缩阴一证，方书皆以为肝肾阴寒所致。盖寒主收缩故也。故有用艾火灸者，有用灯火淬者，有用热药温透脐中者，方用回阳救急汤或大剂白术汤（白术、附子、人参、干姜、安桂）大利腰肾之气。盖三阴重证，非此多不能救也。"实践证明，回阳救急汤治疗缩阴，确有立竿见影之功。

13. 小儿疖肿

段某某，男，2岁，1968年5月10日初诊。

酿溪完小教师段某之子，夏月头面疖肿累累，大小不一，彼伏此起，经月不愈，曾经用青霉素注射、四环素内服，效果不著，转来我院要求中药治疗。脉数，舌红无苔。属热毒所致。

治法：窃思疖肿乃热毒所致，宜泻热解毒。初用《局方》清凉饮子合《汉法医典》五物解毒汤。

当归尾6克，老川芎2克，京赤芍3克，生大黄3克，金银花10克，荆芥穗3克，蕺菜10克，生甘草3克。

5月20日二诊，服前方3剂，病势顿挫，红肿消失，且无新发疖肿。无如患者之母及其祖母，溺爱失当，怜悯喂药而停诊。亡何，热毒蠢然思动，疖肿又作。续用治痛效方：

当归尾6克，赤芍药5克，金银花10克，子黄芩3克，栀子仁3克，草河车6克，土贝母5克，苦桔梗3克，制乳香3克，制没药3克，生甘草3克，酒为引。

服上方，不数日，疮疖痊愈。

按：本例所用三方，皆为治疮疡良剂。冷其林对清凉饮子之评释，谓此方主要用治上实证和伏热证，能使热毒从大便而解。治小儿夏季生疖，

往往取效快速。若合五物解毒汤，对头面疮疖、中耳炎、鼻窦炎等化脓性炎症，收效都好（见《中医杂志》66 年 3 月号）。陈昌言介绍治痈效方治外科痈症及一切初起发红之疖肿等证，不分部位、名称，按方加减一二味，皆可收效。且云："积二十余年临床经验，得一有效方剂。"（见《中医杂志》55 年 4 期）。可见上述治疮疖方，简易可从，为时方中之佼佼者。

四、其他

1. 寒凉目翳

刘某某，男，56岁，新邵花桥公社云山大队，1970年3月1日诊。左目黑珠满布灰白色云翳，殆已失明，外无红肿，无疼痛，眵泪，为时数月。曾经城乡各医院治疗，皆不见效。检阅以前所服方剂，皆系寒凉之剂，此为误用寒凉所致。

治法：散寒平肝，退翳明目。选用四味大发散加味：

麻黄茸9克，香白芷9克，蔓荆子9克，老川芎6克，草决明9克，川木贼9克，制苍术6克，刺蒺藜9克，净虫蜕3克，生甘草3克。外用拨云退翳散点眼。

3月7日二诊，服上方5剂，云翳减退。原方去白芷，加桂枝6克，青葙子10克，乌贼骨10克。

3月13日三诊，服上方5剂，云翳继续减退，已能视物，惟模糊不清。

麻黄茸6克，老川芎6克，草决明9克，川木贼9克，海螵蛸10克，净蝉衣3克，制苍术6克，刺蒺藜9克，赤茯苓9克，夜明砂3克，夏枯草6克，生甘草3克。

服前方云翳消失，转用滋补肝肾之剂以收功。

按：外眼病初犯，多宜辛温发散，如四味大发散、八味大发散、茜根汤、羌活芎蒿汤、蝉花无比散及洗刀散之类，随证选用；若过早误用寒凉之剂，往往致邪胶固难拔，造成不良后果，殆至失明。

2. 风火眼痛

1975 年冬，拙荆乔桂香惹火眼（流行性结膜炎），眼球眼睑红肿涩痛，流泪羞明。旋小女笑琴及余亦先后相继病目疾如乔，殊感不适。曾记张锡纯言蒲公英治火眼，效验如响，遂自揉鲜公英、鲜野菊花各 60 克左右，洗净泥土，煎汤一大碗，乘热熏患目，候汤稍冷，以一半外洗，一半内服。三人同样用上法治疗，皆经一二日即愈。足证草药之疗效，殊有不可思议者，俗云"一味草药，气煞名医。"言其然乎。因此，余将上二药走名为"治流行性结膜炎方"。此方简单、便宜、效验，适合农村使用，值得普遍推广。

3. 眼球外伤

刘某某，女，14 岁，新邵县土桥公社东元大队，1977 年 8 月 19 日初诊。

患者在双抢收获中，右眼球被禾叶刺伤，当时忍于治疗，导致伤眼红肿如桃，眼球血肿如鸡冠，角膜溃疡突出，疼痛羞明，泪水簌簌如雨，视力大减。

治法：用清肝解毒，凉血祛瘀：

当归尾 10 克，赤芍药 10 克，生地黄 12 克，桃仁泥 9 克，生红花 9 克，金银花 10 克，蒲公英 10 克，酒大黄 9 克，刺蒺藜 10 克，桑白皮 10 克，草决明 10 克。

8 月 25 日二诊，症状大有好转。

原方减大黄、银花、桑白皮、蒺藜，加菊花、川芎、胆草、虫蜕、赤苓、海蛸、木贼再投。

9 月 2 日三诊，眼球眼睑红肿疼痛全消，溃疡愈合，惟溃痛处尚遗针头大白点未散。

草决明 10 克，川木贼 10 克，净蝉衣 4 克，海螵蛸 10 克，制苍术 9 克，生红花 6 克。

服上方后，尚留有针头大白点未消，余均正常，自后未再复诊。

4. 风火目痛

文某某，女，50岁，长沙船舶厂，1980年10月21日诊。

右眼痛15年，时作时止。近来约每隔三至七天痛作一次，受寒即发。刻下右眼红肿热痛，畏光羞明，目不欲张，流泪起眵，干涩作痒，视物不明，夜晚加重。伴见头晕头痛，精神倦怠，气短，不欲言，不寐，食欲不香，食后恶心欲呕，二便正常。经某某医院附属医院诊断为"病毒性角膜炎"，治疗效果不满意，转来我处门诊。脉象弦细，舌边齿印，无苔。脉症合参，证属肝经风热内炽，风热相搏上攻于目所致。

治法：清热解毒，平肝熄风。方用蝉花无比散加减：

净蝉衣5克，赤茯苓10克，漂苍术6克，当归尾10克，赤芍药9克，正川芎6克，川木贼6克，杭菊花9克，刺蒺藜10克，草决明10克，川羌活6克，蒲公英10克，北防风6克，生甘草3克。

上方连服11剂而愈。

按：《局方》蝉花无比散，谓治大人小儿远年近日一切风眼、气眼攻注等等。笔者经验，用治外眼诸病，尚存一定疗效。

5. 鼻渊

李某某，女，19岁，知识青年。1974年11月11日门诊。

患者鼻塞，前额及巅上痛有年，西医诊断为鼻炎。今鼻塞不闻香臭，流黄涕，恶臭难闻，右耳闭塞，口渴喜饮，食纳，二便自如。脉象滑数，舌质红，无苔。脉症合参，证属鼻渊，系因肺胃风热上扰清窍而致。

治法：疏表清热，轻以去实。选用王润民加味葛根汤：

粉葛根5克，麻黄绒3克，嫩桂枝4.5克，赤芍药9克，苦桔梗9克，薏苡仁15克，生石膏30克，不笔花4.5克，生甘草6克，老生姜3片，南大枣3枚。

水煎服。连服5剂，诸症悉已。越二年，旧病复发如初，重服前方又愈。实践证明本方治鼻渊确具良效。

沈仲圭氏解释上列加味葛根汤曰："本方用葛根汤加石膏发表消炎，辛夷宣散风热，通九窍，主鼻渊鼻塞；桔梗化痰主鼻塞；苡仁清肺热，主咳吐脓血，今借治涕浊如脓。综合各药性能，有发表消炎、兼化浊涕之功。"沈氏又引钟春帆治验案曰："余学医时，鼻中时流黄水，恶臭难闻。后见上海国医学院院刊有王润民论鼻渊一文，文中介绍本方，乃依方加辛夷配服。仅三剂，数年顽疾，一旦霍然。去年遇一妇人，患此病数载，亦以本方治之，五剂而愈。"

按：《医方集解》谓："鼻臭流浊涕不止，曰鼻渊，乃风热灼脑而液下渗也。经曰：脑渗为涕，又曰：胆移热于脑，则辛热鼻渊。"《原病式》曰："如以火烁金，热急则反化为水，肝热甚则出泣，心热甚则出汗，脾热甚则出涎，肺热甚则出涕，肾热甚则唾，皆火热盛极消烁以致之也。"观此，则知鼻流浊涕，为肺热所致；鼻塞不闻香臭者，亦肺气之不利也。《灵枢·脉度篇》谓："肺气通于鼻，肺和则鼻能知臭香矣。"朱丹溪亦谓："肺脏位高体脆，性恶寒，又畏热，鼻为肺窍，若心肺有病，则气息不利。"阙上痛即"辛热"，《内经》谓为胆移热于脑，余则以为阳明经热上攻亦能致之。姜佐景曰："若阳明燥气上冲及脑，则阙上必痛。"故曹颖甫治阙上痛，消渴，大便不行者，用大承气汤，即为明证。可见鼻渊亦有为阳明热燥上攻所致者也。

6. 口疮（二则）

（1）心火口疮

谢某某，女，7月，新邵农业局，1976年11月29日诊。

患口舌糜烂，发热，口渴，尿赤。经某某医院治疗不效，转央余诊。指纹红紫，舌质红，黄白苔，口舌满布红疱。指纹症状合参，证属心火上炎，脾胃湿热所致。

治法：清心泻火，少佐散湿。用导赤散加味：

生地黄5克，淡竹叶2克，山木通3克，北连翘3克，金银花5克，嫩芦根5克，香白芷2克，薄荷叶1克，甘草梢2克。

白芷味辛气温，为足阳明胃经祛风散湿主药，取其为反佐，以解散湿热。

二剂而愈。

按：心开窍于舌，口舌糜烂，为心火上炎之征。心与小肠相表里，心火下炎，故小溲赤涩。顾以本证固属心火上炎，然而亦与脾胃湿热上壅攸关。经验证明：临床之际，用导赤散加黄连之类不效者，改用银、翘、芦根等品，加入白芷少许以散脾胃之湿，效如桴鼓。

（2）虚火口糜

王某某，女，45 岁，长沙市无线电厂，1981 年 5 月 7 日诊。

患者病口舌糜烂，反复发作多年。经外院诊断为"复发性口腔溃疡"。虽经长期治疗，迄无效验。此次复发口舌糜烂，黄疱点点，伴见牙痛、喉痛，嚼食吞咽皆感困难已一星期。舌质淡，苔薄白，脉沉弦。脉症合参，证属中土虚寒，虚火上炎。

治法：宜补土摄火，土厚则火自敛。方用理中汤封髓丹增液汤合剂：

西党参 10 克，焦白术 10 克，炮干姜 3 克，川黄柏 6 克，春砂仁 3 克，生地黄 10 克，麦门冬 10 克，玄参 10 克，鲜芦根 10 克，生甘草 3 克。

患者 6 月 12 日因不寐二次就诊，询知服上方 4 剂，诸症悉已。近期疗效甚佳。

按：本例为中焦虚寒，土虚不能敛火，虚火上炎，故口舌糜烂，牙痛，喉痛。尤在泾曰："中气虚寒，得冷则泻，而又火升齿衄。古人所谓胸中积聚之残火，腹内积久之沉寒也。此当温补中气，俾土厚则火自敛。"王旭高曰："口舌碎痛，亦属虚火上炎，津液消灼，……当以温中为主，稍佐清上，俾土厚则火敛，金旺则水生。"本病与尤、王二氏所论证同，故用补土摄火，佐以清热增液，俾土厚火敛而愈。

7. 口糜

邵某，女，2 岁，新邵武装部，1975 年 10 月 30 日门诊。

患儿近日口舌糜烂，口水时流，发热，口渴，尿赤。指纹红紫，口舌红疱。证属口糜，系心脾之火上炎，因心开窍于舌，脾开窍于口，心脾热盛，火热炎上，故口舌糜烂。

治法：清热解毒，导火下行。方用银翘马勃散合导赤散：

金银花 6 克，北连翘 6 克，马勃 3 克（包煎），射干 5 克，牛蒡子 3 克，生地黄 6 克，淡竹叶 3 克，山木通 3 克，生甘草 3 克。

银翘马勃散清热解毒，导赤散泻小肠之火，导热下行，上下兼治，服 3 剂痊愈。

按：心与小肠相表里，用导赤散泻小肠火，是脏病治腑，上病下取之意。成都中医学院所编《中医治法与方剂》，对于化脓性口腔炎，口舌糜烂，以银翘马勃散与导赤散合用，是为上下兼清，实践经验证明，确具效验。

8. 表郁喉痛

朱某某，女，8 岁，新邵花桥公社银绿大队，1977 年冬诊。

1977、1978 年冬春之交，我乡白喉流行。患儿咽喉肿痛，白膜满布，颈项肿大，水浆不入，头痛背强，全身发热，心中觉冷，脉象浮数。患儿之父亦业医，自用中药及多种抗生素药类治疗不效。转央余长男应旄诊治，应施认为病邪在表，失于疏散。治法宜用发表散寒，使邪从汗解。选用姬茂畅苏杆解郁汤：

紫苏梗 6 克，桂枝尖 5 克，荆芥穗 5 克，牛蒡子 5 克，法半夏 5 克，赤芍药 5 克，生甘草 3 克，老生姜 1 片。

日夜服 2 剂，两日而愈。

按：1977 年与 1978 年冬春之交，我乡白喉流行。长男应旄治疗此病，初起症见寒热头痛，证属表郁未解，用苏杆解郁汤加减，服至表解为度；如兼便秘，白膜不退者，用凉膈散；无表证者，只用甘桔汤。用上述方法，随症加减，治疗 10 余剂，辄获捷效，无一例死亡。

9. 风热喉蛾（二则）

（1）

何某某，女，30 岁，新邵县寺门公社梅子大队，1970 年 8 月 2 日诊。

患感冒，头痛，恶寒发热，并发喉蛾，咽喉牙龈红肿疼痛，吞咽困难。脉象浮数，舌红无苔。脉症合参，证属风热上炎，咽喉不利。

治法：治上焦如羽，非轻不举，治宜祛风清热，轻清疏导。用利膈汤加减：

荆芥叶 6 克，北防风 6 克，苦桔梗 6 克，牛蒡子 6 克，山豆根 6 克，射干 9 克，北连翘 9 克，马勃 3 克（布包煎），薄荷叶 3 克，生甘草 5 克，水煎服。

外用：朱砂 3 克，硼砂 9 克，元明粉 15 克，冰片 2 克。

以上四味，共乳细末，吹喉。

更用三棱针消毒后，刺患处及手少商穴放血。

经用上述内服药及外用法治疗，翌日即愈。

（2）

罗某某，女，36 岁，新邵寺门前公社，1970 年 4 月 15 日诊。

骤患喉蛾，右侧扁桃体红肿如桃，言语、吞咽皆感苦痛，伴寒热咳嗽。脉象浮数，舌质红，无苔。脉症合参，证属喉蛾，系风热上壅所致。

治法：疏风泻热，轻清宣透。方用六味汤加味：

北荆芥 6 克，北防风 6 克，苦桔梗 9 克，牛蒡子 9 克，鲜芦根 10 克，山豆根 10 克，射干 10 克，薄荷叶 3 克，炒僵蚕 3 克，生甘草 5 克，水煎服。

外用冰硼散吹喉，并用三棱针刺患处放血，其病遂愈。

按：余治喉蛾、喉痹等证，辄用利膈汤、六味汤加减，颇有效验。余师兄何致潇擅长喉科，昔年向余介绍治疗喉症二方：一为六味汤，即利膈汤加减，其方为荆芥、防风、僵蚕、桔梗、薄荷、甘草；一为吹药，即朱砂、硼石、元明粉、冰片。何君谓二方统治各种喉症有奇效，并云吹药不仅统治各种喉症，且外擦以致火牙痛屡验，一般罕知。

10. 血瘀脱发

廖某某，男，34 岁，新邵机械厂，1965 年 3 月 29 日诊。

患脱发证一月，以手抹之，纷纷脱落。伴见：头痛头晕，耳鸣目眩，口唇干燥。脉象沉涩，舌暗无苔。脉症合参，证属血瘀发脱。

治法：活血通络，以止发脱。用王氏通窍活血汤：

赤芍药 3 克，老川芎 3 克，桃仁泥 9 克，生红花 9 克，香白芷（后下），老葱 3 根，老生姜 9 克，南大枣 7 枚，黄酒 250 克。

将上药煎后，加酒汁煎服，每晚睡前服用。3 剂后即痊愈。

按：《医林改错》通窍活血汤条下原载："伤寒瘟病，头发脱落，各医书皆言伤血，不知皮里内外血瘀，阻塞血路，新血不能养发，故发脱落，亦是血瘀。用药 3 剂，发不脱落，十剂必长新发。"近贤邓铁涛、张鸣九氏报道，皆谓本方治脱发有效。证之临床试验，殊非子虚。惟方中麝香价昂，难免真者，根据张鸣九经验，用白芷代之。

11. 血虚脱发

周某某，男，27 岁，新邵二中，1962 年 5 月 10 日门诊。

患脱发证，为时两月，后头部成片脱落，如童山濯濯，余无不适。脉沉弱，舌质淡，少苔。窃思发为血余，脱发大抵属血虚所致。

治法：宜补益阴血。仿颜德馨治脱发法，用二仙丹、神应养真丸内服，艾香汤外洗：

二仙丹：全当归120克，侧柏叶120克。

上二味，焙干研末，水泛为丸，日服15克，淡盐汤送下。兼有白发者，加首乌60克。

神应养真丸：全当归30克，老川芎30克，杭白芍30克，熟地黄60克，菟丝子60克，宣木瓜24克，明天麻24克，川羌活24克。

上药研末，炼蜜为丸，每服9克，日服二次。

艾香汤：荆芥穗12克，北防风12克，蔓荆子9克，祈艾叶9克，杭菊花9克，薄荷叶6克，藿香叶6克，甘松香6克。装入纱布袋，煎水洗头，早晚各洗一次，洗前药水加热，每剂可洗五天。

诊后，未来复诊，迨至1968年，患者之母肖氏因病痰喘，央余治疗，云昔年脱发，经上述治疗而愈，斑秃处发复重生。

按：颜德馨《诊余墨审》介绍：用《医鉴》方二仙丹，试治30例患者，颇有效果。已易名为"生发丸"，对脱发初起抓之即落者最佳。对斑秃则以内服神应养真丸，外洗艾香汤为佳。经实践证明：上述方剂治脱发，颇有疗效。

12. 湿毒

曾某某，女，34岁，新邵花桥公社田心大队，1967年8月22日诊。

胸腹皮肤及两手尺泽、两足委中等处，嫩红瘙痒，随即出现丘疹和水疱，痒甚不堪，抓破之后，皮肤糜烂，滋水淋漓。此证属湿毒，即现代医学所谓湿疹。乃风湿热客于肌肤而致。

治法：清热利湿。选用朱南山清热渗湿汤合化斑解毒汤化裁：

生地黄60克，炒山栀12克，川黄柏9克，茯苓皮9克，冬瓜皮9克，五加皮9克，板蓝根15克，天花粉9克，北连翘9克，牛蒡子9克，赤芍药6克，人中王9克。

连服4剂而愈。

按：古代文献中奶癣、鼻䘌疮、旋耳疮、肾囊风、四弯风等，皆属现代医学所称之湿疹，化斑解毒汤，余之经验，用之以治漆疮、湿疹有殊效。朱氏清热渗湿汤，注重清热凉血，解毒渗湿，据朱小南云：用治皮肤湿癣、疹疮、瘰疬诸证，功效颇著。经余多次试用，亦确有效验。本例用化斑解毒汤与清热渗湿汤合用加减，其效更著。

13. 漆疮

杨某某，男，35 岁，邵东县，1974 年盛夏某日诊。

患者偶因接触漆器，遂颜面红肿瘙痒，类似湿疹；继则皮疹延及肢体，痒痛难忍，坐卧不安；终则皮肤溃破，滋水淋漓。证属漆疮，即现代医学所谓过敏反应，查漆气辛热有毒。

治法：清热解毒。遂书化斑解毒汤与之：

生石膏 15 克，净知母 9 克，黑玄参 9 克，绿升麻 3 克，北连翘 10 克，牛蒡子 6 克，淡竹叶 5 克，川黄连 3 克，人中黄 9 克。

上方连服 3 剂而愈。

按：回忆三十余年前，老医朱某介绍化斑解毒汤治漆疮，云极有效。自此以还，余检用是方以治漆疮、湿疹等症，确能应手取效。

14. 肾囊风

王某某，男，32 岁，新邵陈家桥白泥大队，1967 年 10 月 3 日诊。

患肾囊潮湿瘙痒，抓破后滋水淋漓，为时数年，因瘙痒不堪，每晚须以热水洗浴，其痒稍杀。更医数人，皆少显效。此证属肾囊风，即现代所称阴囊湿疹。乃肝经湿热下注所致。

治法：清热利湿，佐以外治。选用朱南山清热渗湿汤内服；《会约医镜》外治法洗擦。

清热渗湿汤：

生地黄 6 克，淡竹叶 6 克，焦山栀 9 克，川黄柏 6 克，茯苓皮 9 克，冬瓜皮 9 克，五加皮 9 克，北连翘 9 克，野菊花 9 克，板蓝根 15 克，赤芍药 9 克，鲜芦根 6 克，灯芯 1 团。水煎内服。

外治方：

蛇床子 15 克，炉甘石 15 克，明矾 9 克。

煎汤外洗后，用黄丹 6 克，药母 5 克，矾 5 克，牡蛎 15 克，冰片 2

克，青黛 5 克，研细末，擦患处。

经上述内外二法治疗，其病泯然无迹。

按：肾囊风虽为小恙，然而患者长年累月，常感瘙痒潮湿，亦颇为苦恼。上述内外二方，功能清热、利湿、止痒，对于本证有一定疗效。

15. 风丹（二则）

（1）

方某某，男，9 月，河南籍，542 部队家属，1967 年 8 月 21 日诊。

患风丹两月，全身皮肤散发红疹，甚至连接成斑，大小不一，状若红霞，或起白色疙瘩，高出健康皮肤，周围红晕，隐现无常。发时烦躁啼哭，通宵不寐。曾在部队医院治疗，效果不显著。其母媭抱前来就诊。

治法：养血祛风。选用当归饮子内服，《金匮翼》洗痒方外洗。

当归饮子加味：

北黄芪 5 克，北防风 3 克，全当归 5 克，大生地 5 克，赤芍药 5 克，老川芎 3 克，荆芥穗 3 克，生首乌 5 克，刺蒺藜 3 克，牛蒡子 3 克，净虫退 2 克，薄荷叶 2 克，生甘草 2 克，煎水内服。

洗痒方：

红浮萍 30 克，豨莶草 30 克，蛇床子 15 克，苍耳子 15 克，北防风 15 克，煎水外洗。

上方服 3 剂，结合外洗数次，即愈。

按：沈仲圭氏谓曾用上述二方，内服外洗，治风疹作痒，收效颇速。经验证明：多次应用，确具良效。患儿之母不慎将上列处方遗失，后将北归，特来院索取原方，以备如再次发作时，便于购药治疗。

（2）

刘某某，女，40 岁，1980 年 2 月 10 日门诊。

患者在此地工作，自 69 年起，全身发生风丹，遇冷即发，无间春秋，每值早晚气温低下之际，或出汗之后，则遍体发生丹块，此起彼伏，瘙痒难堪，经中西医遍治，重久不愈。今年春节，患者回家探视，就便求治于愚。诊得脉象沉紧，舌质正常，无苔。廉得其情，遇冷即发，窃思必塞闭腠理，风热无所发越所致。《伤寒论》桂枝麻黄各半汤主治云："面色反有热者，未欲解也，以其不能得小汗出，身必痒，宜桂枝麻黄各半汤。"

治法：小发其汗，祛热止痒。遂用桂枝麻黄各半汤加味：

麻黄绒 6 克，嫩桂枝 8 克，苦杏仁 9 克，炒白芍 10 克，北防风 10 克，地肤子 10 克，荆芥穗 10 克，净虫退 4 克，苏薄荷 3 克，炙甘草 3 克。

3 剂即减，6 剂全止。自后遇寒亦不复发。

按：日本大塚敬节谓荨麻疹而有桂枝麻黄各半汤证之目标时，选用本方有卓效。余屡证于临床，确收卓效，大塚敬节之言，殊非子虚。

16. 汗斑 白癜风

何某某，女，24 岁，住新邵土桥公社畔田大队，1968 年 3 月 10 日门诊。

患者年末颜面满布斑纹，黑白相间，白者如鹅翎、如凝脂，黑者如烟熏、如油污，无异优伶之粉墨登场，有碍观瞻。患者系青春女流，自得此病后，自惭形秽，尝过闹市，必自以巾遮面，可见其内心亦殊尴尬。查此证黑者为汗斑，白者为白癜风，亦属汗斑之类。其病因：汗斑为夏季用甫经日晒之巾布擦，往往面有斑痕；白癜风由风湿浸入毛孔，毛窍闭塞而成。用《会约医镜》之汗斑方以治之：

陀僧 15 克，水粉 9 克，花椒 9 克，海蛸 6 克，硫黄 9 克。

上五味共为末，以生姜蘸药末擦患处，连擦两星期即愈。

又有新邵物质局文某，患汗斑经年，全身黑斑如癞，瘙痒不堪，1967 年夏症益剧，问治于愚，亦用汗斑方治之即愈。

又有新邵车管局李某患白癜风，亦用上法治愈。嗣后，李某见患是症者，即为之推荐就诊，是以远近来诊者，曾无虚岁，曩日曾有某君不辞远道，前来索方而去。

按：汗斑虽为皮毛之疾，无损健康，但有碍美观，易引人瞻视，给患者以精神刺激。罗氏《会约医镜》之汗斑方颇为有效，余曾用上方治愈是证多例。先用连翘 12 克，酒煎服，尤良。秦伯未氏《中医临证备要》亦有治汗斑方，与本方稍有出入，余未试用。

17. 痧证（二则）

（1）寒痧

曾某某，男，40 岁，新邵酿溪镇，1967 年 7 月 2 日诊。

患者素有寒痧病史，一触寒邪则病发。日前偶涉寒凉，病胸腹痞满剧痛，呕恶不食，延及肩背，四肢胀痛。脉象沉涩，舌质淡，苔白。脉症合参，证属寒湿阻络，气滞不畅。

治法：芳香化浊，理气通络。选用徐氏加减宝花散：

金银花6克，川厚朴6克，广郁金5克，宣泽泻6克，莱菔子9克，荆芥穗6克，花槟榔9克，陈橘红5克，台乌药6克，紫降香5克，广木香5克，北细辛3克。

前方连服2剂即瘥。

按：徐灵胎《伤寒约篇》中，有加减宝花散和加减清凉至宝散二方，分治寒温二痧。颇有效验。

（2）温痧

梁某某，男，29岁，涟源白马公社，1967年6月7日诊。

患者于长夏盛暑之月，温热流行之际，长途跋涉，于役他乡，突然发病，初则腹痛恶心，头痛如裂；继而神昏不语，肢冷脉伏。此为暑秽之气，阻滞经脉，攻逆心包。以仓猝暴病，不及服药，亟于患者尺泽穴消毒后，用三棱针放血即醒。随即用清凉至宝散以清热散痧，消滞解毒：

连翘壳5克，紫厚朴5克，莱菔子9克，尖槟榔5克，广郁金5克，薄荷叶5克，山木通5克，新会陈皮5克，金银花9克。

一服即愈。

按：秽气闷人，或邪气闭塞窍道，令人一时胀闷、腹痛、昏迷，则谓之痧。自有清·郭右陶《痧胀玉衡》一书出，痧气始明于世。前此，古今医籍，罕有言痧者。本病治法：雷少逸云："痧之为病，不尽六气所触，或因饥饱劳役，或因秽浊所犯，皆可成痧，总宜芳香化浊法治之。"外治刮痧、刺痧诸法，尤不可忽。《痧胀玉衡》治痧三法："肌肤痧，用油盐刮之，则痧毒不内攻；血肉痧，看青紫筋刺之，则痧毒有所泄。"《时病论》亦曰："盖痧在皮肤气分者宜刮之；在肌肤血分者宜刺。"张锡纯对刮痧、放痧者言之尤详，且明言治理，兹不具述。要之，痧发仓猝死急暴，药难急应，刮刺诸法，效确而速，允宜重视。

图书在版编目（ＣＩＰ）数据

剑胆琴心录 ： 全国名老中医曾绍裘六十年临床医案精华 ／
曾绍裘著． — 长沙 ： 湖南科学技术出版社，2022.6
　ISBN 978-7-5710-1368-4

　Ⅰ．①剑… Ⅱ．①曾… Ⅲ．①医案－汇编－中国－现
代 Ⅳ．①R249.7

　中国版本图书馆 CIP 数据核字(2021)第 268285 号

JIAN DAN QIN XIN LU

——QUANGUO MING LAO ZHONGYI ZENGSHAOQIU LIUSHI NIAN LINCHUANG YI'AN JINGHUA

剑胆琴心录——全国名老中医曾绍裘六十年临床医案精华

著　　者：曾绍裘

出 版 人：潘晓山

责任编辑：王跃军

出版发行：湖南科学技术出版社

社　　址：长沙市芙蓉中路一段 416 号泊富国际金融中心

网　　址：http://www.hnstp.com

湖南科学技术出版社天猫旗舰店网址：

　　　　http://hnkjcbs.tmall.com

邮购联系：0731 – 84375808

印　　刷：长沙市宏发印刷有限公司

　　　　（印装质量问题请直接与本厂联系）

厂　　址：长沙市开福区捞刀河大星村 343 号

邮　　编：410153

版　　次：2022 年 6 月第 1 版

印　　次：2022 年 6 月第 1 次印刷

开　　本：710 mm×1000 mm　1/16

印　　张：13

字　　数：192 千字

书　　号：ISBN 978-7-5710-1368-4

定　　价：69.00 元